Sylvia Wurm-Werner

# #ichbinzucker

Reihe 1, Band 1, Nr. 1

# #ichbinzucker

## Das junge Leben mit Diabetes Typ 1

## Strategien für ein Leben ohne Limits

Sylvia Wurm-Werner

**Impressum**



Verlag: Vivi's Sugar Boot Camp

Postfach 90 11 11

81511 München

info@sugarbootcamp.com

Druck: epubli - ein Service der neopubli

GmbH, Berlin

# Inhalt

# WIDMUNG

Ich widme dieses Buch:

Meinen Töchtern.
Ihr seid meine Inspiration vieler schlafloser Nächte.

Meiner Mutter.
Deine Fürsprache ist mein Motor.

Meinem Vater.
Du bist Legende. Keiner konnte kämpfen wie Du. Nur ich.

Ich danke:
Conny Forster (www.kraftundkarma.de) für die Unterstützung im Layouten des Buches und vieler Marketingmaterialien.

# ÜBER DIE AUTORIN

Sylvia Wurm-Werner alias Vivi erkrankte 2002 an Diabetes Typ 1. Die Diagnose bestimmte das sofortige Ende einiger beruflicher Perspektiven, denn Vivi wollte seit der Kindheit Pilotin werden. Diese Profession ist Diabetikern neben vielen anderen, verantwortungsvollen Berufsprofilen jedoch untersagt.

Dieses damalige Erlebnis trieb sie an, die fremd auferlegten Grenzen des Diabetes „zu bekämpfen“ und Wege zu finden, ein „Leben ohne Limits“ zu führen.

Nach einem dualen Betriebswirtschaftsstudium folgten mehrere Auslandsjahre unter sehr herausfordernden Bedingungen. Allen Widrigkeiten zum Trotz, lernte sie in unterschiedlichsten Extremsituationen sehr viel über Diabetes.

Ob es das Leben in Entwicklungsländern war, mit fehlendem oder veraltetem Insulin, extreme Klimazonen, die Anforderungen und Opfer einer jungen Karriere, emotionale Tiefen wie Depression und Trauer oder Partys mit Alkoholexzessen. Vivi‘s Erfahrungsschatz ist komplex und ihre Kommunikation darüber einzigartig offenherzig und verständlich.

Seit Juni 2018 bloggt Vivi auf der Website www.sugarbootcamp.com, auf Instagram und Facebook über „Diabetes & Lifestyle“- für ein Leben ohne Limits.

Über den Blog hinaus möchte Vivi mit Hilfe Ihrer Bücher anderen Diabetikern Strategien aufzeigen, mit Ihrem Diabetes durch „dick und dünn" zu gehen und von ihren Erfahrungen zu profitieren.

Bei Bedarf bietet Vivi zusätzlich auch (Online-) Mentoring an, z. B. in Form von What's App oder Skype-Beratungen sowie Workshops und Seminare.

Dies ist das erste Buch von Vivi. Es sind noch weitere in Planung. Über den aktuellen Stand der Bücher erfahrt Ihr über Ihr Instagram- oder Facebook Profil @sugarbootcamp.

# VORWORT

Dieses Buch soll Ihnen und Ihrem Umfeld einen guten Einstieg in die Diabeteswelt ermöglichen.

Mit Hilfe der zusammengestellten Inhalte werden Sie im Nachgang problemlos die verschiedenen Diabetestypen voneinander zu unterscheiden wissen. In diesem Zusammenhang werden Sie ebenfalls vertraut gemacht mit Blutzuckerrichtwerten, Toleranzen, Symptomen - wie z. B. beim Unterzucker - und verschiedenen Maßnahmen bei der Gegenregulierung.

Hierbei darf auch ein Haushaltscheck nicht fehlen, der Ihnen dabei helfen wird, die wichtigsten Utensilien immer an Ort und Stelle zu haben. Überdies zeige ich auch das diabetische Umfeld auf, wie sie frische erkrankten Typ 1-Diabetikern/innen am besten und hilfreichsten zur Seite stehen können und Konflikte vermeiden.

Des Weiteren erhalten Sie mit diesem Buch fundiertes Wissen darüber, wie Sie Ihren Diabetes in der Außenwelt kommunizieren können und welche (kommunikativen) Stärken sich über die Krankheit auch in Ihrem Umfeld entwickeln lassen.

Zudem wird Ihnen dieses Buch auch Aufschluss darüber geben können, wie Sie den passendsten Beruf als Typ 1-Diabetiker herausfinden können.

Darüber hinaus zeige ich Ihnen auf, wie Sie mit einer chronischen Krankheit wie Typ 1-Diabetes in allen

„Höhen und Tiefen" Ihre Karriere angehen und durchziehen können.

In diesem Zusammenhang gehen wir auch auf sensible Themen wie die Beantragung eines Schwerbehindertenausweises ein. Damit helfe ich Ihnen bei der Entscheidungsfindung und zeige Ihnen, wohin Sie sich zur Beantragung wenden können, um den eigenen Aufwand gering zu halten.

Ferner versorgt Sie das Buch mit allen Details über Auslandsaufenthalte mit einer chronischen Krankheit wie Typ 1 Diabetes. Ob kurze oder lange Auslandsaufenthalte – die Tipps in diesem Buch bereiten Sie hervorragend auf Ihre Reisen vor.

Auch Themen wie Partys, Alkohol und Drogen, Diäten mit hilfreichen Tipps zur Ernährungsumstellung vermittelt Ihnen dieses Buch.

Abschließend klärt Sie dieses Buch auch über die Vorbereitungen und den Verlauf einer Schwangerschaft mit Typ 1 auf und gibt Ihnen eine einzigartige Vergleichsanalyse zwischen Insulin-Pen und Insulinpumpe an die Hand.

Damit behandelt dieses Buch grundlegende Lebens-Themen für junge Menschen mit Diabetes Typ 1.

# HAFTUNGSAUSSCHUSS

Alle Informationen in diesem Buch basieren auf meiner eigenen Erfahrung und dienen nicht als Ersatz für eine professionelle Diabetes-Beratung. Ich bin weder Arzt noch habe ich eine medizinische Ausbildung. Es sollten daher keine therapeutischen Maßnahmen getroffen werden ohne zuvor einen Arzt zu kontaktieren.

# KAPITEL 1

## „TYP 1, 2, 3 ODER 4: UM WELCHEN DIABETES GEHT ES HIER?“

Nach Berechnungen der „International Federation Diabetes“ aus 2015 gibt es weltweit ca. **415 Millionen Diabetiker**. Die Schätzungen für 2040 sagen einen Anstieg auf **642** Millionen **Menschen mit Diabetes** voraus.

Die Deutsche Diabeteshilfe gibt an, dass davon geschätzt 6 Mio. Diabetiker in Deutschland leben. Doch nur **10%** aller Diabetiker entsprechen dem sogenannten „**Typ 1**“ – umgangssprachlich auch „Jugenddiabetes“ genannt. In der Regel erkrankt man zwischen 0 und 35 Jahren an diesem Diabetes – also in einem verhältnismäßig jungen Alter. Es gibt quasi nur ein gängiges Bild von Diabetikern, welches in den Köpfen der Gesellschaft verankert ist und gerne verallgemeinert wird. Es ist also nicht verwunderlich, dass die meisten unserer Mitmenschen weder von mehreren diabetischen Typen wissen, noch diese voneinander unterscheiden können.

**Dieses Buch konzentriert sich auf den Typ 1-Diabetes**. Alle Themen, die junge Menschen (sowie das Umfeld) nach der Diagnose bewegt und beschäftigt, werden hier angesprochen. Spezielle und tabuisierte Themen wie emotionaler Stress, Depression,

Trauer, Sexualität, werden zeitnah in einem separaten Buch behandelt.

Um den sogenannten „Typ 1" zunächst abzugrenzen von den anderen Diabetestypen, gehe ich in diesem ersten Kapitel kurz auf einige Klischees und signifikante Unterschiede der verschiedenen Diabetes-Typen ein.

## GÄNGIGE KLISCHEES ÜBER DIABETES:

- Nur chronisch übergewichtige Menschen bekommen Diabetes.
- Wenn ein Diabetiker seine Ernährung ändert und abnimmt, ist er wieder gesund.
- Diabetiker dürfen keine Süßigkeiten essen.
- Die meisten Diabetiker sind alt.
- Diabetes wird vererbt.
- Diabetiker können keine gesunden Kinder kriegen.
- Alle Diabetiker müssen spritzen.
- Diabetiker leben kürzer.
- Diabetiker brauchen Insulin, wenn sie unterzuckert sind.

Keine dieser Aussagen sind allgemeingültig und treffen auf alle diabetischen Typen zu. Das Einzige, was alle Diabetes mellitus – Typen gemeinsam haben ist eine Stoffwechselstörung[1], deren Leitbefund[2] eine Überzuckerung des Blutes (Hyperglykämie) ist.

Nachfolgend werden die verschiedenen Diabetes-Typen in ihren wesentlichen Eigenschaften und Ursachen unterschieden:

## DIABETES MELLITUS TYP 1: DER „JUGENDDIABETES“

- Geringe genetische Vererbbarkeit.
- In der Regel normalgewichtige oder (bei starkem Insulinmangel) untergewichtige Menschen.
- Typ 1 Diabetes entsteht über eine genetische Prädisposition, durch die eine organische Autoimmunerkrankung hervorgerufen wird, bei der die Bauchspeicheldrüse aufhört zu arbeiten (Zerstörung der Beta-Zellen).
- Die eigene Insulinproduktion wird nach der sogenannten „Honeymoon Phase“ komplett eingestellt (Absoluter Insulinmangel).
- Der Diabetiker muss die Nahrungsaufnahme und

---

[1] Stoffwechselstörung: „Unter **Stoffwechselstörung**, auch Stoffwechselanomalie genannt, versteht man medizinisch die pathologischen Abweichungen der Stoffwechselvorgänge.“ Quelle: *https://de.wikipedia.org/wiki/Stoffwechselstörung*

[2] Leitbefund: „...das bedeutsamste Zeichen einer bestimmten Erkrankung oder Verletzung, welches dem Arzt oder Psychotherapeut als Orientierungshilfe bei der Diagnosefindung dient.“ Quelle: https://de.wikipedia.org/wiki/Leitsymptom

Verstoffwechselung lebenslang mit Spritzen regulieren.

- Eine Prävention der Erkrankung ist bislang nicht möglich.
- Die meisten Diabetiker Typ 1 erkranken in ihrer Kindheit, Jugend oder im frühen Erwachsenenalter bis maximal 30 Jahren.

## DIABETES MELLITUS TYP 2: DER „ALTERSDIABETES“

- Hohe genetische Vererbbarkeit.
- Die meisten Typ 2 Diabetiker sind älter als 40 Jahre alt. Erst seitdem auch Kinder stark und krankhaft übergewichtig sind, können auch hier Formen des Typ 2 Diabetes entstehen.
- Übergewicht oder Veranlagung zu einer sogenannten Insulinresistenz führt dazu, dass zwar noch eigenes Insulin im Körper vorhanden ist, dieses aber nicht mehr richtig wirken kann (Relativer Insulinmangel).
- Diese Patienten können ihren Diabetes dadurch behandeln, dass sie sich mehr bewegen, sich anders ernähren und ein bisschen abnehmen.
- Die Mehrheit aller Typ 2-Diabetiker wird mit Tabletten behandelt.

## DIABETES MELLITUS TYP 3: DER „VERSTECKTE“ DIABETES (MISCHFORM)

- Nicht immer eindeutig erkennbar.
- Ursachen können sein:
    - Genetischer Defekt
    - Erkrankung der Bauchspeicheldrüse
    - Hormonelle Störungen
    - Stoffwechselerkrankungen
    - Verschleppte Infektionen wie Röteln usw.
- Beschwerden und Behandlung wird vom Grad des Insulinmangels bestimmt.
- Ein reversibler Krankheitsverlauf ist – anders als im Vgl. zu Typ 1 - möglich.
- Oftmals leidet Typ 3 unter einem besonderen Enzymmangel, der die Verwertung von Nährstoffen erschwert.

## DIABETES MELLITUS TYP 4: SCHWANGERSCHAFTSDIABETES (GESTATIONS-DIABETES)

- Durchschnittlich erkranken 12% aller Schwangeren am sogenannten „Gestationsdiabetes“.

- Mögliche Ursachen:
  - Übergewicht
  - Veranlagung
  - Vorausgegangene Fehlgeburten
  - Geburtsgewicht über 4kg
- Die Behandlung enthält maßgeblich eine strikte, diätische Ernährung und je nach Schweregrad ergänzende Medikamente.
- Der Schwangerschaftsdiabetes verschwindet meist nach Entbindung wieder.

Zusammenfassend lässt sich somit festhalten, dass weder Typ 1 noch Typ 3 aufgrund von Gewichtsproblemen an Diabetes erkranken, sie können der Krankheit weder vorbeugen, noch diese über eine Ernährungsumstellung wieder loswerden.

Bei Diabetes mellitus Typ 2 und 4 hingegen können ein erhöhter BMI sowie eine diabetische Erbanlage Grund der Erkrankung darstellen. Damit können Typ 2 und 4 einen Diabetes bereits präventiv mit einer gesunden und ausgewogenen Ernährung versuchen vorzubeugen.

Bezugnehmend auf die anderen Klischees können alle Diabetiker ganz normal essen - auch Süßigkeiten. Diese sollten sie jedoch in Maßen konsumieren und ihre Medikamente (Insulindosierung) entsprechend darauf anpassen. Eine gute Blutzuckereinstellung ermöglicht ferner auch eine normale Fruchtbarkeit, die Empfängnis gesunder Kinder und eine normale Lebenserwartung.

Es ist übrigens verkehrt, dass ein Diabetiker bei einer Unterzuckerung Insulin benötigt. Eine sogenannte Hy**per**glykämie (Überzuckerung) und Hy**po**glykämie (Unterzuckerung) wird in der Gesellschaft häufig verwechselt (auch von Hollywood).

Anders verhält es sich bei zu wenig Zucker im Blut (erleben auch gesunde Menschen ab und zu) – hier muss der Betroffene „schnellwirkende Kohlenhydrate" zu sich nehmen, um den Blutzucker wieder zu regulieren und eine Ohnmacht oder Koma zu vermeiden.

**Es gilt folgende Regel**: Bei zu viel Zucker im Blut, benötigt der Körper Insulin, um den Zucker durch die Zellen zu schleusen und abzubauen. Hier muss Insulin dem Körper zugeführt werden.

## BLUTZUCKERWERTE IM ÜBERBLICK:

Tabelle 1: Blutzuckerwerte und Normalwerte

| | Blutzuckerwerte | Normalwerte |
|---|---|---|
| Normal | 70 mg/dl (4 mmol/l) | 100 mg/dl (6 mmol/l) |
| Prädiabetes | 101 mg/dl (6,1 mmol/l) | 126 mg/dl (6,9 mmol/l) |
| Diabetes | Mehr als 126 mg/dl (mehr als 7 mmol/l) | |

Quelle: https://www.foodgroove.de/blutzuckerwerte-normalwerte/

Tabelle 2: Zielwerte für Diabetiker

| Zeit der Messung | mg/dl | mmol/l |
|---|---|---|
| Nach dem Aufwachen (nüchtern) | 70-130 (optimal: unter 110) | 4-7 (optimal: unter 6) |
| 2 Stunden nach Mahlzeit | Unter 180 (optimal: unter 140) | Unter 10 (optimal: unter 7-8) |
| Vor dem Schlafengehen | 90-150 | 5-8 |

Quelle: https://www.foodgroove.de/blutzuckerwerte-normalwerte/

Tabelle 3: Umrechnungstabelle für Blutzuckerwerte

| **mg/dl** | ~ | **mmol** |
|---|---|---|
| 40 | ~ | 2 |
| 50 | ~ | 3 |
| 60 | ~ | 3 |
| 70 | ~ | 4 |
| 80 | ~ | 4 |
| 90 | ~ | 5 |
| 100 | ~ | 6 |
| 120 | ~ | 7 |
| 140 | ~ | 8 |
| 160 | ~ | 9 |
| 180 | ~ | 10 |
| 200 | ~ | 11 |
| 220 | ~ | 12 |
| 240 | ~ | 13 |
| 260 | ~ | 14 |
| 280 | ~ | 16 |
| 300 | ~ | 17 |
| 350 | ~ | 19 |
| 400 | ~ | 22 |
| 450 | ~ | 25 |

Quelle: https://www.foodgroove.de/blutzuckerwerte-normalwerte/

Ihre „Wohlfühl-Blutzuckerwerte“ können (und dürfen) marginal divergieren. Tolerierbar sind, meiner Erfahrung nach, in etwa 15% Abweichung.

Entdecken Sie Ihre „Wohlfühlwerte“ mit Hilfe vieler Blutzuckerkontrollen und notieren Sie eingangs immer Ihr Gefühl dabei.

Beispiel:

180 mg = Kopfschmerzen,

200 mg = Durst,

100 mg = fit,

50 mg = hungrig und zittrig,

usw.

Besprechen Sie im Nachgang diese Werte mit Ihrem Arzt. Unser Leben ist keine Tabelle – also finden Sie Ihre (vertretbaren!) Wohlfühlwerte heraus!

# KAPITEL 2

## DIABETES MELLITUS TYP 1: DIE DIAGNOSE: WER WAR ICH? WER BIN ICH? WER WERDE ICH SEIN?

### PHASE 1: WER WAR ICH?

Ich weiß es noch als wäre es gestern, dabei sind seither schon mehr als 15 Jahre ins Land gegangen. Es war ca. Juni 2002. Ich war eine Anfang 20 Jahre alte, normalgewichtige, sportliche und vielseitig interessierte, junge Frau, die gerne Pilotin werden und die Welt sehen wollte. Bis zu diesem Zeitpunkt konnte ich an einer Hand abzählen, wann ich mal an einer Grippe oder an einem Schnupfen erkrankt war. Top fit – physisch wie psychisch.

Ich kann nicht mehr genau sagen, wann welche Symptome auftraten, aber ich erinnere mich im Nachhinein an die (eigentlich) Offensichtlichsten, die plötzlich über mich hereinbrachen. Ich war beispielsweise nie eine gute Trinkerin, doch auf einmal hatte ich unvorstellbaren Durst. Ich trank eine 1 Liter-Flasche „auf ex“ und hatte direkt im Anschluss das Gefühl wieder zu verdursten, mein Hals schien auszutrocknen und so holte ich mir direkt wieder etwas zu Trinken – wieder und wieder... Es war zu dieser Zeit bereits sehr gutes Wetter und ich dachte im ersten Moment, mein Durst käme von der frühsommerlichen Hitze. Teilweise hielt ich es vor Durst nicht mehr aus und rannte zur Toilette, um den „Wasserhahn leer zu trinken". Innerhalb einer Woche steigerte sich mein Trinkverhalten auf bis zu einem Wasserkasten (12 Flaschen) innerhalb von 24 Stunden.

Durch ständigen Durst kam ein erhöhter Harndrang und dadurch wiederum schlief ich keine Nacht mehr richtig durch. Nach wenigen Tagen war ich so erschöpft, dass ich überall in Sekundenschlaf hätte fallen können. All das hielt ich zu Beginn für eine logische Konsequenz.

P.S.: Es gab noch keine Smartphones für Recherchen „zwischendurch"...

Auf einmal verschlechterten sich auch meine Augen massiv. Als ich meinen eigenen Vater auf der anderen Straßenseite nicht mehr erkannte, begann ich mir ernsthaft Sorgen zu machen. Ein plausibler Zusammenhang zwischen all diesen Symptomen erschien mir jedoch (immer noch) nicht. Das mag aber auch daran liegen, dass ich damals keinen Diabetiker kannte und überhaupt keine Berührungspunkte mit dieser Krankheit hatte.

Ich ging schließlich nach ca. zwei Wochen zu meiner Hausärztin und schilderte ihr die Vorkommnisse. Im Grunde wollte ich einfach nur ein Attest, um mich ausruhen zu können, weil ich der schlichten Überzeugung war, dass die Symptome Resultat purer Erschöpfung waren.

Nach einem Blutzuckertest mit über 270 mg Zucker im Blut ging es für mich jedoch noch am selben Tag direkt ins Krankenhaus und nachfolgend für einen Monat in die diabetische Rehaklinik in Bad Mergentheim.

Ich ahnte nicht, dass dies nicht nur das Ende meines Fliegertraums, sondern auch der Weg in ein neues Leben für mich sein würde ....

## TYPISCHE SYMPTOME FÜR DIABETES TYP 1 [3]:

- **Häufiges Wasserlassen:** Der Körper versucht bei Diabetes, den vermehrt im Blut vorhandenen Zucker über den Urin auszuscheiden. Betroffene haben deshalb einen verstärkten Harndrang (Polyurie).
- **Starke Durstgefühle:** Ein verstärkter Harndrang kann einen Wassermangel zur Folge haben. Betroffene verspüren dann ein erhöhtes Trinkbedürfnis.
- **Trockene oder juckende Haut**: Eine trockene Haut kann ein erstes Anzeichen eines Diabetes sein. Auch sie entsteht, wenn der Körper verstärkt Zucker über den Urin ausscheidet und dabei Flüssigkeit verliert.

---

[3] Quelle: Wort & Bild Verlag Konradshöhe GmbH & Co. KG, Apotheken Umschau: Diabetes Ratgeber.

- **Müdigkeit**: Ein erhöhter Blutzuckerspiegel führt dazu, dass Betroffene sich oft schlapp und antriebslos fühlen.

- **Gewichtsverlust**: In manchen Fällen kommt es bei Diabetes zu Gewichtsverlust. Dieser ist zum einen auf den Flüssigkeitsverlust in Folge des verstärkten Harndrangs zurückzuführen. Eine weitere mögliche Ursache ist, dass die Zellen ihren Energiebedarf wegen der verschlechterten Blutzuckerverwerte nicht mehr ausreichend abdecken können und der Körper auf Fettdepots zurückgreift.

- **Wunden verheilen schlechter**: Bei einem Diabetes ist oft das Immunsystem geschwächt. Das und eine schlechtere Durchblutung der Haut tragen dazu bei, dass Wunden langsamer verheilen.

- **Erhöhte Anfälligkeit für Infektionen**: Erhöhte Blutzuckerspiegel belasten das Immunsystem. Diabetiker sind deshalb anfälliger für verschiedene Infektionskrankheiten, etwa Fußpilz, Harnwegsinfektionen, aber auch Erkältungen und grippale Infekte. Parodontitis tritt bei Diabetes ebenfalls häufiger auf.

- **Atem riecht nach Azeton**: Ausschließlich beim Typ-1-Diabetes kann sich ein Azetongeruch im Atem bemerkbar machen, der an überreifes Obst erinnert. Gelangt nicht ausreichend Zucker in die Zellen, baut der Körper Fettzellen ab. Dabei entsteht unter anderem Azeton. Es ist Zeichen eines starken Insulinmangels, der in eine Ketoazidose und im schlimmsten Fall in einem diabetischen Koma und Tod münden kann.

## PHASE 2: WER BIN ICH?

Hätte man mir zuvor gesagt, ich müsse mich ein Leben lang spritzen, ich hätte vermutlich erwidert, dass ich lieber sterben würde. Alles ändert sich, wenn man auf einmal die Gewissheit hat, dass man ohne die Spritze sterben wird!

Während der Insulineinstellung im Krankenhaus litt ich furchtbar unter den ständigen und regelmäßigen Blutabnahmen, weil Spritzen mir zuwider waren. Morgens, mittags und abends wurde mir Blut abgenommen, es wurden Belastungstests gemacht, Kohlenhydratmessungen durchgeführt, Insulinspritzen dosiert und neu gesetzt usw.

Man bemühte sich festzustellen, wie viel Einheiten Insulin ich für die aufgenommenen Kohlenhydrate brauchte und wie diese mein Körper bei verschiedenen Tätigkeiten verarbeitet.

Die Krankenschwestern flöteten immerzu, wie schnell man sich daran gewöhnen würde....

Heute weiß ich, sie hatten (bedingt) recht! An das Messen und Spritzen gewöhnt man sich nach einer Weile. Alles andere, was zu dieser Krankheit dazu gehört – der ständige Belastungswandel, der schlicht Teil des Lebens ist - bleibt ein steter Kampf mit dem Diabetes – vor allem aber mit einem selbst.

Sich zum ersten Mal die Spritze in den Bauch „zu rammen“ ist unglaublich schwer. Man ist überwältigt von irrationaler Angst davor. Am Anfang kennt man noch nicht die richtigen Stellen und Griffe an seinem Körper oder den schmerzfreiesten „Ein-stech-Grad“. Man hat einfach noch kein Fingersp(r)itzengefühl. Realisiert man kurz darauf, dass dies nun für immer lebensnotwendig für einen ist, erlebt man die pure Verzweiflung.

Bei mir und anderen habe ich folgende Phasen in meiner Erkrankung erlebt und nachvollzogen:

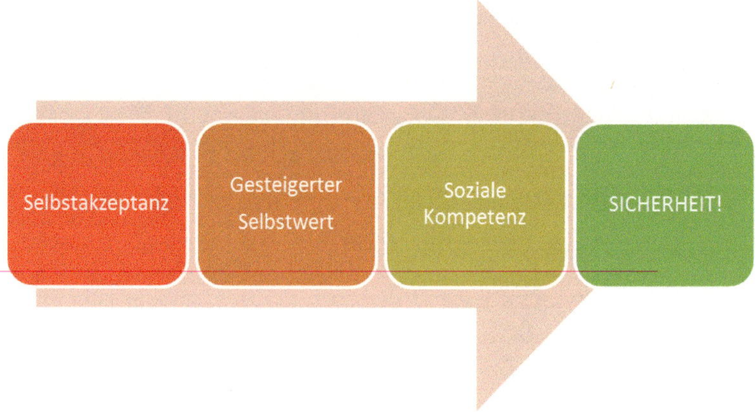

Sätze von Freunden und Angehörigen, die versuchen während des „Realisierungs- und Akzeptanzprozesses“ die Krankheit des Betroffenen zu verharmlosen, um Trost zu spenden, sollten sich mit ihren „gut gemeinten Kommentaren“ zurückhalten, denn es kann den Erkrankten unwillentlich aggressiv machen.

Berücksichtigen Sie die vier vorgestellten Phasen und erkennen Sie an, dass keiner – außer dem Betroffenen selbst – weiß wie es sich anfühlt und was für ein Leben/eine Lebensaufgabe man vor sich prangen sieht. Weder während der Diagnose noch im weiteren Verlauf der Erkrankung brauchen Diabetiker eine Kommentierung der Krankheit oder des Umgangs damit von unserem gesunden Umfeld.

## TIPPS IM UMGANG MIT EINEM FRISCH ERKRANKTEN DIABETIKER:

**Lesen** Sie sich freiwillig in das Thema „Diabetes Typ 1“ ein.

- Interessieren Sie sich für **Ernährung**?

Probieren Sie sich im Kochen und Backen „diabetischer Kost“ – Sie werden merken, dass es nichts Anderes ist als eine ausgewogene und gesunde Ernährung. Hierfür braucht es weniger Umstellung als bei manchen Allergikern und die Art der Ernährung tut jedem gut – und liegt sogar im Trend!

Sind Sie nicht so der „Kochtyp“, möchten Ihrem Betroffenen aber ein nützliches Präsent mitbringen, dann kaufen Sie ihm/ihr z. B. ein tolles Kochbuch, das Appetit und Lust auf eine kleine „Party unter Freunden“ macht...

**Tipp**: Kochbücher von „Weight Watchers“ oder der „Paleo Diät“ eignen sich gut für Diabetiker und sind sehr inspirierend sowie lecker.

- Anstatt zu kommentieren oder „tröstende Worte“ mitzuteilen, **verhalten Sie sich stets normal** und geben Sie dem Betroffenen damit das Gefühl, die Normalität im Alltag mit Ihrer Unterstützung beizubehalten.
- **Unterlassen Sie vorwurfimplizierende Suggestiv-Sätze, Fragen oder Beurteilungen** wie z. B. *„was wäre, wenn...“, „hättest Du vielleicht...“, „Andere haben das besser im Griff, weil...“...*

Ein Diabetiker Typ 1 kann nichts für seine Erkrankung und hätte diese weder vorbeugen noch abwenden können.

Ferner muss der Betroffene seine Krankheit „wie ein Auto“ immer selbst steuern – über Stock und über Stein, Tag und Nacht. Mal fährt das „Auto“ geschmeidig um Kurven, mal stockt es oder hat eine Panne... Es kann sein, dass die Panne „auf Löcher in der Straße“ zurückzuführen ist oder von der eigenen „Fahrweise“ verursacht wurde.... Da Sie als Angehöriger dieses „Auto **nicht** fahren können“, seien Sie bitte kein „schlechter Beifahrer“...

Bevor Sie die „Fahrweise“ in Frage stellen, helfen Sie lieber dabei die „Panne“ zu beheben – und sei es, dass Sie ganz einfach da sind, ggf. bei einer persönlich adressierten Bitte „anpacken“ und gemeinsam mit Geduld warten, bis das „Auto“ wieder weiterfährt...

- Stellen Sie **Fragen**, die Ihr **Interesse** am Diabetes bekunden und vermitteln, dass Sie sich gleichermaßen mit der Erkrankung auseinandersetzen und den Betroffenen nicht alleine lassen im Umgang mit dem Diabetes.
- Unterstützen Sie den Erkrankten während seines Krankenhaus- und Reha-Aufenthaltes, indem Sie nach einem guten **Diabetologen** suchen und dem Betroffenen dann eine begründete Empfehlung aussprechen oder evtl. auf Wunsch bereits einen Termin ausmachen, z. B. siehe Ärztebewertungsportal www.Jameda.de.
- **Reden** Sie bei Interesse mit Diabetologen, Apotheken, der Krankenkasse oder dem Roten

Kreuz etc. und lassen Sie sich darauf vorbereiten, was auf Sie als Angehöriger zukommt – bzw. **welche Rolle Sie spielen** (können)?

Beispiel: Symptome einer Unterzuckerung und der Umgang mit einer Notfallspritze.

- Werden in Ihrer Umgebung **Diabetesschulungen** angeboten?

  Der Betroffene muss eine solche Schulung entweder während des Krankenhausaufenthalts, der Reha oder im Anschluss daran besuchen. Es gibt auch Schulungen, zu denen Angehörige mitkommen dürfen/sollen – es wird seitens der Krankenkassen mittlerweile sogar begrüßt! Informieren Sie sich und wenn Sie Interesse haben, bemühen Sie sich ebenfalls um Teilnahme an einem solchen Kurs.

- Der **Sozialverband VDK** vertritt unter anderem auch die Interessen von Behinderten und kümmert sich um die Beantragung von Schwerbehindertenausweisen. Sammeln Sie Informationen darüber, die Ihrem Betroffenen Hilfe geben könnten.

  Es ist ein sensibles Thema für Betroffene – ich selbst wollte über 10 Jahre aus (falschem) Stolz keinen Ausweis beantragen. Doch waren mir auch die verschiedenen Vorteile nicht bewusst wie z. B. eine Steuerersparnis und viele Vergünstigungen im Alltag.

- **Bunkern** Sie von nun an **Traubenzucker** in sämtlichen Taschen oder Schubladen und haben Sie immer einen **Saft** im Kühlschrank!

  Anfangs ist der Diabetiker selbst nicht immer organisiert und „Macht der Gewohnheit“ geht man gerne mal ohne Hilfsmittel und Zuckerstoffen außer Haus. Es ist toll, wenn man als Diabetiker merkt, dass ein Nahestehender im Notfall für einen mitgedacht hat und damit eine „brenzlige“ Situation abwendet.

- Ist der Betroffene noch ein Kind oder Jugendlicher, **suchen Sie das Gespräch** mit Verantwortungsbeauftragten wie Lehrern, Sport-Trainern oder Eltern von Kindesfreunden.

  Vielleicht möchten Sie (gemeinsam mit dem Diabetologen?) auf einem Papier die wichtigsten Informationen zusammenfassen sowie Notfallrufnummern aufschreiben? Verteilen Sie dieses „**Merkblatt**“ und bitten Sie auch die Eltern der Kindesfreunde, Ihre Kinder darauf aufmerksam zu machen und sensibilisieren Sie alle im Umgang mit Ihrem diabetischen Kind.

  **Bei jugendlichen Diabetikern besprechen Sie besser eine gemeinsame Herangehensweise.**

  Pubertierende Jugendliche haben bereits viele Auseinandersetzungen mit sich selbst, fühlen sich schnell bevormundet und blocken dann gerne ab –

nicht selten, um den Eltern etwas „auszuwischen". Das wäre hier fatal!

Ein Diabetes mellitus Typ 1 ist eine ernstzunehmende Erkrankung. Ihr jugendliches Kind soll aber nicht das Gefühl haben, dass ihm die Freiheit dadurch genommen wird – „die Luft zum Atmen". Es sollte vielmehr verstehen, was Diabetes bedeutet und worauf es ganz alleine achten sollte.

Bieten Sie sich als elterliche Unterstützer an – aber drängen Sie sich nicht auf. Ihr jugendliches Kind sollte erst einmal eine Chance von Ihnen erhalten zu beweisen wie erwachsen es mit dieser Diagnose umgehen kann.

## PHASE 3: WER WERDE ICH SEIN?

Bereits als junger Mensch eventuell Abschied zu nehmen von Zielen, Träumen und Wünschen, denen Gleichaltrige ohne Zögern oder Nachdenken nachgehen können, ist hart. Ich wollte z. B. einst Pilotin werden. Doch mit der Diagnose „Diabetes Typ 1" war der Traum vom Fliegen schneller vorbei als er begonnen hatte. Auf der Suche nach beruflichen Alternativen bemerkte ich, dass man mit Diabetes Typ 1 keinerlei Berufe ausüben darf, bei denen man Verantwortung für andere Menschenleben hat und wo man praktisch nicht zu jeder Zeit seine Tätigkeit kurz unterbrechen und den Zucker kontrollieren und regulieren kann. Zu solchen Berufen zählen z. B. Busfahrer, Lokführer, Straßenbahnfahrer, Piloten, Fluglotsen, Berufstaucher und sogar Polizisten.

Trotz heutiger revolutionärer Behandlungsmethoden sehen die meisten Arbeitgeber und Unternehmen ein großes Risiko darin, dass es infolge einer Unterzuckerung zu einer Bewusstseinstrübung kommen könnte. Immerhin tragen Polizeibeamte Waffen oder steuern Fahrzeuge mit Sondersignal durch den Verkehr.

Erfährt man als Diabetiker Typ 1 von seinen beruflichen Einschränkungen bringt es natürlich nichts, wenn man den Kopf in den Sand steckt – auch wenn das in erster Instanz genau das ist, was vermutlich jeder tut. Man fühlt sich benachteiligt, ungerecht behandelt und beurteilt, sieht und empfindet das Risiko anders als Außenstehende.

Was einem bleibt sind gewisse Fähigkeiten und Potentiale, die einem auch der Diabetes nicht nehmen kann! Im nächsten Schritt gilt es diese zu analysieren und seine „alten Wünsche" neu zu ordnen, um mit einem anderen Berufsbild diesen nahe zu kommen. Im Grunde ist es nichts Anderes als sich ein neues Ziel zu setzen, wofür man ein anderes verabschiedet.

**DAS TALENT sollte die Berufswahl bestimmen – nicht unser Diabetes!**

In meinem Fall musste ich mich auch erst einmal intensiv mit mir selbst beschäftigen, umdenken bzw. umplanen, was ich im Leben ausüben und erreichen will.

Schlagen Sie sich Ihre Ideen **nie** gleich aus dem Kopf. Messen Sie diesen eine realistische Erfolgschance bei. Überlegen Sie sich, wie Sie Ihre Ideen erfolgreich umsetzen könnten, wieviel Aufwand das bedeuten wird, wieviel Zeit es kosten kann (und darf) und ob es Ihnen Spaß macht. Fragen Sie sich nicht, ob Ihr Diabetes eine Idee behindert. Fragen Sie sich lieber, WIE Sie Ihren Diabetes einbinden und einen passenden, integrativen Weg finden können!

Meine Herangehensweise ist mit den Jahren immer systematischer geworden. Ich verwende die Methodik der Selbstbild- und Fremdbildanalyse, um meine Fähigkeiten und Interessen zu ordnen. Im Laufe dieser Analyse schaue ich mir Leitbilder an – Menschen, die ich bewundere. Ich schaue mir deren Berufsbilder und artverwandte Berufe genauer an. Ich schreibe in Stichworten auf, welche Vorstellung ich davon habe und lese die dazugehörigen Stellenausschreibungen durch. Zwischendrin gleiche ich diese in einer erneuten Selbstbild- und Fremdbildanalyse mit meinen Fähigkeiten ab. Nur, weil ich etwas toll finde – z. B. die Schauspielerei – heißt es nicht, dass ich die Fähigkeiten und das nötige Handwerkszeug dazu besitze, diesen Job auszuführen. Selbst, wenn ich das

Talent zum Schauspieler hätte, müsste ich hinterfragen, ob ich – bei Erfolg – damit leben könnte, dass meine „Fans“ alles von mir wissen möchten, Paparazzi mich jagen und kein Geheimnis unentdeckt bliebe...

Ich überlege mir ferner, was ich verdienen muss, um mein Leben zu finanzieren. Was ich verdienen möchte und ich mir für mein Leben wünsche...

Das Thema ist sehr komplex. Da es aber Ihre Zukunft maßgeblich formen wird, lohnt es sich wirklich, hierfür Zeit zu „opfern“, sich zu reflektieren und mit Menschen zu besprechen, die Ihnen nahestehen.

Sollte Ihnen die Hilfestellung in Ihrem Umfeld fehlen oder Sie Unterstützung benötigen, empfehle ich Ihnen mein Online-Coaching.

**DAS „WUNSCHBRETT":**

Besorgen Sie sich hierfür eine Pinn- oder Magnetwand sowie einen Notizblock. Beginnen Sie ein Brainstorming mit sich selbst – und eventuell einer Person Ihres Vertrauens.

- Welche besonderen Fähigkeiten haben Sie?
- Welche Hobbies haben Sie oder wollten Sie schon immer entwickeln?
- Denken Sie darüber nach, bei welchen Tätigkeiten Sie besser sind als der Durchschnitt und ob es Ihnen Spaß macht?
- Wovon träumen Sie im Leben? (Ruhm, Geld, Familie, ein Haus? Wollen Sie im Ausland leben, auf dem Land oder in der Stadt? Usw.)

Jetzt gehen Sie wie folgt damit um:

- Schreiben Sie nun alles in Stichworten auf.
- Suchen Sie Bilder (im Internet z. B.), die diese Stichworte visualisieren.
- Priorisieren Sie die Stichwörter & Bilder.
- Clustern Sie diese: D.h. welche Ihrer Fähigkeiten, Hobbies & Wünsche lassen sich zusammenfassen bzw. zusammen ausüben?
- „Geben Sie dem Kind einen Namen".

**Welche Berufsbilder passen zu dieser Vorstellung?**

Anfangs mag Ihnen spontan keine Idee kommen, welche Berufsbezeichnung auf Ihre Fähigkeiten und Wünsche passt. Darum hängen Sie alle Bilder, die Sie zu den Stichworten herausgesucht und in einem „Cluster“ zusammengefasst haben, auf Ihrer Pinnwand auf. Sind Sie beispielsweise in einem Ihrer „Cluster“ sehr kreativ, Sie malen gerne privat, abstraktes Denken unterscheidet Sie vom Durchschnitt, Sie träumen von einem freien Leben, wollen in der Natur wohnen, gerne in einem Haus und irgendwann mit einer Familie.

Es kann sein, dass Ihnen bereits nach einem Tag „ein Licht aufgeht“ oder es dauert eine Woche, einen Monat oder länger. Wichtig ist, dass Sie Ihre Gedanken strukturiert und visualisiert haben. Jedes Mal, wenn Sie nun auf Ihre Pinnwand – auf Ihr Wunschbrett – schauen, wird Ihnen etwas auffallen und Sie beschäftigen sich automatisch damit.

Anders formuliert, hilft es Ihnen bei der Fokussierung und Auseinandersetzung mit Ihren Vorstellungen und Wünschen aus denen irgendwann konkrete Ziele hervorgehen und ein Weg erwachsen kann (und wird!).

Vielleicht hängen Sie gewisse Sachen nochmal um oder Sie verändern im Nachhinein die Prioritäten. Was auch immer Sie machen – Sie kommen mit jedem Blick auf das Wunschbrett Ihrer Umsetzung und Ihrem Ziel näher.

Kommen Sie auf einige Berufsbezeichnungen, suchen Sie sich passende „Job-Beschreibungen“ im Internet raus. Sollten Sie auf kein Berufsbild stoßen, suchen Sie Rat bei jemanden – wie z. B. bei der Agentur für Arbeit.

Mit verschiedenen „Job-Beschreibungen“ sind Sie nun einen konkreten Schritt weiter. Bewerten Sie die verschiedenen Job-Anforderungen gemessen an Ihren Fähigkeiten mit Schulnoten. Hierbei steht Note 1 für „kann ich sehr gut“ und Note 6 für „kann ich gar nicht“. Errechnen Sie danach einen „Notendurchschnitt“.

Hängen Sie die priorisierte Jobliste wiederum an Ihrem Wunschbrett auf. Jetzt sollte sich langsam ein (Bauch-)Gefühl entwickeln, welcher Job am ehesten zu Ihnen und Ihren Fähigkeiten und Träumen passt!

# KAPITEL 3

## DIABETESAUFKLÄRUNG - WIE SAGE ICH ES IN DER SCHULE / IN DER AUSBILDUNG / IM STUDIUM / IM JOB?

### ‚Nicht kleckern, sondern klotzen"

Wenn ich eines gelernt habe in den letzten Jahren, dann dass es vorteilhaft und keinesfalls beschämend für mich ist, wenn so viele Leute wie möglich von mir und meinem Diabetes wissen. Natürlich will (und soll) man nicht permanent von seinem Diabetes faseln, die Leute mit den „Höhen und Tiefen" (unserer Blutzuckerwerte) konfrontieren, die sie unmöglich nachvollziehen können.

Es bringt auch nichts in die Details zu gehen und über Medikamente, Dosierungen, Spritztechniken oder Messwerte abzuschweifen.

Die meisten unserer Mitmenschen reagieren bei zu viel Informationen schnell gelangweilt oder gehen aufgrund Ekelvorstellungen in Verbindung mit Blut, Spritzen und ähnlichem direkt auf Distanz.

Es ist eine Gradwanderung für uns Betroffene, möglichst vielen Menschen in unserer Umgebung unsere Erkrankung mitzuteilen und sie zu sensibilisieren, ohne ab sofort als krank abgestempelt, ignoriert oder „besonders" behandelt zu werden.

**Daher mein Tipp:**

Der Kommunikation unseres Diabetes sollte eine genaue **Zielsetzung** vorausgehen und darauffolgend müssen wir unsere Empathie überlegt, akkurat und **methodisch** einsetzen. Genau genommen geht es um das zeit- und **mundgerechte „Platzieren** unserer Geschichte“ **als effektvoller Reiz**, der instinktiv Neugierde und Interesse bei unserer Umgebung weckt anstatt negativer Gefühle wie Mitleid oder gar Ekel.

Hierdurch können wir mit unserer Kommunikation wichtige Informationen über unsere Erkrankung offenbaren und mitteilen, die nachhaltig verstanden und berücksichtigt werden.

Empathie zu erlernen ist schwer, denn es ist etwas, was wir alle in uns tragen – mal stärker und mal schwächer ausgeprägt. Darüber hinaus hängt die Empathiestärke auch von unserer eigenen Selbstwahrnehmung ab. Es ist die Fähigkeit Gedanken, Emotionen, Motive und Persönlichkeitsmerkmale einer anderen Person zu erkennen und zu verstehen. Das ist notwendig, um die eben angesprochene Kommunikation unserer Erkrankung erfolgreich zu steuern.

Setzen Sie sich zunächst mit den **Vorteilen** auseinander, die entstehen, wenn möglichst viele Menschen in Ihrem Umfeld von Ihrem Diabetes wissen.

- **Sicherheit**

  Weiß Ihr Umfeld, um mögliche diabetische Risiken und Symptome wie man beispielsweise einen Unterzucker bemerkt und was man dagegen im Notfall tun sollte, gewinnen Sie an „doppelten Boden“, wenn es Ihnen mal nicht gut geht oder Sie sogar umkippen sollten.

- **Respekt & Rücksichtnahme**

  Bringen Sie Ihre Erkrankung **„stark“** rüber, zollt man Ihnen Respekt für all‘ Ihre Tätigkeiten und Anstrengungen wie z. B. Ihr Arbeitstempo, Ihre Überstunden oder andere „besondere“ Leistungen.

  Ernten Sie Lob für Ihr „Normal-Sein“, so erringen Sie gleichzeitig mehr Rücksicht, wenn Sie an schwachen Tagen runterfahren und es langsam angehen lassen, zu extra Arztbesuchen müssen usw.

- **Toleranz & Akzeptanz**

  Sie brauchen eine Pause mehr, weil Sie Ihren Blutzucker messen müssen, häufiger auf die Toilette gehen oder periodisch vermehrt mit Über- oder Unterzucker kämpfen?

  Oder haben Sie mal Ihr Blutzuckermessgerät vergessen, mussten daraufhin zurück nach Hause fahren, sind verspätet zu Terminen oder zur Arbeit gekommen?

Weiß man um Ihre Erkrankung und die damit in Verbindung stehenden Hürden, werden Sie in Ausnahmesituationen i.d.R. mit durchgehender Toleranz und Akzeptanz belohnt.

Wie Sie eventuell bemerkt haben, spreche ich bei der Ausführung der möglichen Vorteile vermehrt von **„Stärken"**. Eine meiner Grundregeln - die auch Grundlage für eine erfolgreiche Kommunikation ist - besagt:

**Lassen Sie sich durch Ihren Diabetes niemals unterkriegen** und **machen Sie sich jederzeit messbar** mit (gesunden) Kollegen/innen oder auch Freunden/innen und Familienmitglieder - trotz gelegentlicher „Handicaps".

**Denken Sie jetzt genauestens darüber nach, wem Sie selbst gerne zuhören und bewundern?**

Ist es der klagende Kranke?

- Oder sind es diejenigen, die aus Ihrer Krankheit das Beste machen, eventuell sogar besondere Fähigkeiten entwickeln wie „das Malen mit Füßen", wenn man keine Arme mehr hat?
- Sind es Menschen, die „monoton" und voller Selbstmitleid von immer denselben dramatischen Geschichten, grausamen Erfahrungen und traurigen Lebensereignissen erzählen?

- Oder sind es vielmehr jene, die alleine mit Ihrer Fähigkeit zu erzählen einen in den Bann ziehen – ob lustig, spannend, theatralisch, sarkastisch, parodisch, kritisch...
- Oder Ein besonderer Erzählstil – ohne Trauer oder Depression in der Stimme, der sich abhebt von der Mehrheit gewinnt immer Zuhörer.... egal, welche Art Geschichte gerade vermittelt wird.

  Diese Fähigkeit trennt sich natürlich auch signifikant von jeglichem Monotonismus und Selbstmitleid und strahlt hingegen Stärke und Selbstsicherheit aus. Eigenschaften, die Mitmenschen magisch anziehen. Einflussreiche Menschen sind und waren immer gleichzeitig gute Redner, die das Denken ihrer Zuhörer selbst dann inspirieren, wenn diese nicht sonderlich an dem vorzutragenden Thema interessiert sind. Wenn Worte ein gewisses **Engagement und Zuversicht** vermitteln, beginnen Sie Ihre Mitmenschen zu inspirieren und Ihren Diabetes damit - unterschwellig - wirkungsvoll zu kommunizieren und Ihr „unwissendes Umfeld" zu coachen.

Sie wollen Ihre Story wirkungsvoll zusammenstellen und sind sich unsicher, wie das wirklich funktioniert? Mein Online-Coaching Programm beinhaltet Ihre Story-Findung und hilft Ihnen anhand eines individuellen Story-Boards Ihren Kommunikationsleitfaden zu erstellen.

## PRIORISIERUNG DER DIABETISCHEN THEMEN FÜR IHR UMFELD

### UNTERZUCKER

Ich denke, es steht außer Frage, dass das wichtigste Thema in der Kommunikation in erster Linie der **Umgang mit dem Unterzucker** ist. Alle anderen Themen, kann man bei Interesse nach und nach streuen, doch die Hypoglykämie passiert häufig und stellt eine alltägliche Herausforderung für Betroffene Diabetiker Typ 1 dar.

**Anzeichen für den Unterzucker?**

- Schwitzen, Schwindel, Zittern, Unkonzentriertheit, verschwommenes Sehen, Herzrasen, Blässe, Heißhunger, weite Pupillen, Kopfschmerzen.

**Was braucht der Betroffene?**

- Schnellwirkende Kohlenhydrate = Zucker, der schnell ins Blut geht, z. B.:
    - Traubenzucker (oder auch frische Trauben)
    - Eine Banane
    - Saft (Apfel- oder Traubensaft funktionieren gut)
    - Zuckerhaltige Limonaden wie Cola oder Fanta
    - Gummibärchen...usw.

In einer Notsituation finde ich es ungemein wichtig in Sekunden zu entscheiden, ob man erst seinen Blutzucker messen muss oder direkt in die Zuckeraufnahme übergeht.

Ärzte würden allgemein empfehlen, dass man erst misst und dann kontrolliert 1-2 schnellwirkende BE aufnimmt. Als langjährige Diabetikerin bin ich aus der Praxis einen anderen Umgang gewöhnt und widerspreche vorsichtig der ärztlichen Empfehlung.

Als Diabetiker spüren Sie normalerweise, ob es sich um eine **starke oder leichte Unterzuckerung** handelt. Haben Sie sich noch unter Kontrolle und einen relativ normalen Herzrhythmus, dann folgen Sie dem ärztlichen Rat und messen Sie zunächst Ihren Blutzucker.

Bei einem Unterzuckerwert bis 50 mg, stimme ich den Ärzten ebenfalls partiell zu. Hier nehme auch ich eine kontrollierte Aufnahme von 2 schnellwirkenden BE – eine einzige BE bringt meiner Erfahrung nach nur herzlich wenig bzw. hebt Ihren Zucker gerade mal auf einen Nüchtern-Wert von ca. 80 mg an. Wirklich wohl, stabil, arbeitsfähig und agil fühlt man sich aber i.d.R. mit Werten zwischen 100 -120 mg und dabei hilft die Aufnahme von 2 BE. **Unter 50 mg** nehme ich zwischen 3-4 BE zu mir und messe ca. alle 15 Minuten, um zu testen, ob der zugeführte Zucker anschlägt. Wichtig ist, dass man sich in solchen Unterzuckerung-Phasen kurz Ruhe gönnt. Setzen oder legen Sie sich irgendwo hin, bis es überstanden ist.

Ich selbst bin ein „Zappel-Philipp“. Immer in Bewegung und immer Beschäftigt. Diese Personen tendieren dazu, mehr BE als erforderlich zu sich zu nehmen, weil man durch den Grad der Beschäftigung das Gefühl bekommt, die Kohlenhydrate wirken nicht und man braucht mehr davon. Ebenfalls kann es passieren, dass man sich zu früh überfordert und die Hypoglykämie einfach erneut einsetzt.

Es ist schon vorgekommen, dass ich aufgrund einer selbst verschuldeten, falschen (zu hohen) Insulindosierung im Ausland trotz Zufuhr von 4 BE weiter in die Hypoglykämie gerutscht bin. Dadurch, dass ich mit stetigem Messen (ca. alle halbe Stunde) den Verlauf kontrollierte und je nach Bedarf noch mehr Kohlenhydrate zuführte, konnte ich mich dennoch selbst vor einer Bewusstlosigkeit schützen.

Mit ca. 35 mg Zucker im Blut ist nicht mehr jeder dazu in der Lage „kontrolliert BEs“ zu sich zu nehmen. Der Körper entwickelt einen Überlebens- und Selbsterhaltungstrieb. Dieser Trieb führt dazu, dass man unkontrolliert – teilweise wie von Sinnen - alle schnell-wirkenden Kohlenhydrate zu sich nimmt, die man finden kann. Viele, die in einer so brenzligen Situation waren – inklusive mir – haben erst dann aufgehört zu essen als sie spürbar gemerkt haben, dass der Zucker wieder steigt und sie außer Lebensgefahr sind.

Die Gefahr dabei ist, dass Sie von einem ganz tiefen Zucker in einen dramatisch hohen Zucker rutschen – doch auch hier hilft eine vermehrte Blutzuckerkontrolle, um rechtzeitig (ab 180 mg ca.) dagegen zu regulieren.

Meine Devise jedoch lautet: **Lieber einen kontrollierbaren und vorhersehbaren Überzucker als das Risiko an einer massiven Unterzuckerung zu sterben.**

**Ein Tipp:**

Geht es Ihnen sehr schlecht und **Sie sind gerade alleine unterwegs**, z.B. in einem öffentlichen Bus machen Sie folgendes:

Haben Sie Ihr Blutzucker-Tagebuch dabei? Holen Sie es raus **oder** schreiben Sie auf einem Zettel alle wichtigen Daten auf:

- Uhrzeit
- Blutzuckerwert
- Ihre Maßnahme (Zuckerzufuhr oder Korrektur).

Sollten Sie ohnmächtig werden, können Fahrgäste bzw. Ersthelfer anhand des Zettels oder Ihres Tagebuches schnell feststellen, was mit Ihnen los ist. So lange Sie Kontrolle über sich haben, schauen Sie sich um, ob Sie jemanden entdecken, der auf Sie vertrauenswürdig wirkt. Steigert sich Ihre Angst vor einer Bewusstlosigkeit oder ähnlichem, gehen Sie auf diese Person zu und sprechen Sie diese an. Teilen Sie der fremden Person mit, dass Sie Diabetiker Typ 1 sind, in welcher Situation Sie sich gerade befinden und ob die Dame/der Herr so freundlich wäre bei Ihnen zu bleiben, bis Sie sich besser fühlen und notfalls einen Notarzt rufen würde.

Manchmal hilft schon die Vorstellung jemanden in der Nähe zu haben an den man sich wenden könnte. Ferner beruhigt es, wenn Sie alle wichtigen Daten in der Hand halten und dokumentieren (Blutzuckertagebuch), weil Sie damit in jedem Fall zu Ihrer ersten Hilfe beitragen, sofern diese nötig wird.

## DIABETIKER-UTENSILIEN

Ich empfehle alle „Diabetes-Utensilien“ in einer **wiedererkennbaren Tasche** mitzuführen.

Ich habe meine Diabetesausrüstung in einer Tasche mit Katzenbildern darauf. In meinem Umfeld kennt jeder den Begriff „Katzentäschchen“ und weiß, dass damit die Tasche gemeint ist, wo alle für mich lebenswichtigen Diabetes-Utensilien drin sind.

In Panikfällen hilft es Ihrem Umfeld danach zu suchen. Viele wissen nicht wie ein Pen oder ein Blutzuckermessgerät aussieht. Darum unterstützen Sie Ihre Mitmenschen, indem Sie Ihre Sachen in einer Tasche mitführen, die mit einem visuellen Begriff kurz und prägnant beschrieben werden kann.

## DAS BLUTZUCKERMESSEN

Viele gesunde Mitmenschen aus unserem Umfeld finden das Blutzuckermessen spannend und möchten auch wissen, wie hoch oder niedrig Ihr Blutzucker ist. Benutzen Sie dafür immer eine frische Lanzette.

Bei einer Blutzuckermessung kommt das Blut in Berührung mit der Lanzette, weshalb jeder Nutzer eine eigene Lanzette verwenden sollte.

Will jemand aus Ihrem Umfeld seinen Blutzucker wissen, kommen schnell andere hinzu und plötzlich steht eine ganze Gruppe um Sie herum. Vergessen Sie in diesem Moment nicht, dass Sie im Quartal nur eine begrenzte Anzahl an Blutzuckermessstreifen erhalten und diese mit ca. 1€ / Stück sehr teuer sind.

Sollten Sie „knapp dran“ sein, dann seien Sie ehrlich und mutig genug, Ihren Mitmenschen den „Blutzuckermesswunsch“ abzuschlagen – oder seien Sie ein charmanter Lügner und nehmen Sie die fehlende, frische Lanzette zur Ausrede.

NOTSITUATION

In den Diabetesschulungen lernt man, dass man als Diabetiker Typ 1 eine Glukagonspritze mit sich tragen soll. Diese gehört nach Expertenmeinung zur Standardausrüstung eines Diabetikers. Die Glukagonspritze ist eine „Notfall-Zucker-Spritze“ und soll am besten in den Oberschenkel gespritzt werden, wenn man lebensgefährlich unterzuckert oder gar bewusstlos ist.

Es gibt jedoch eine Grundproblematik: Die Glukagonspritze muss im Notfall von einem anderen Mitmenschen gespritzt werden. Was ist dabei zu bedenken:

- eine natürliche Berührungsangst vor Spritzen. Die große Mehrheit unserer Mitmenschen kommt nicht aus medizinischen Berufen und hat Spritzen.
- Ferner kann der Mitmensch im Fall unserer Bewusstlosigkeit instinktiv nicht wissen, ob es auf eine Unter- oder Überzuckerung zurückzuführen ist.
- Spritzt man bei einer Überzuckerung noch Glukagon, kann diese Maßnahme direkt zum Exitus führen. Wartet unser Mitmensch jedoch zu lange und versucht erst mühselig (weil ungeübt) unseren Blutzucker zu ermitteln, kostet das lebenswichtige

Zeit, die mit einem Anruf beim Notarzt besser investiert wäre.

- Fast keiner von uns umgibt sich jede Minute am Tag mit denselben Menschen. Es ist praktisch unmöglich, jeden in die Handhabung einer Glukagonspritze einzuweisen.

Sorgen Sie dafür, dass Ihr Umfeld über Ihren Diabetes Bescheid weiß und in einer erkennbaren Notsituation ungehemmt den Notarzt anruft und korrekt informiert.

**Mein Tipp:**

Tragen Sie lieber einen gut sichtbaren **Diabetiker-Ausweis** mit sich, der einfach zu finden ist – beispielsweise in Ihrer Brieftasche, Mittlerweile gibt es auch sehr moderne **Alternativen wie Diabetes-Tattoos, Armreifen, Ketten und Bänder.**

Einem Notarzt muss man in der Regel nichts weiter erklären. Der Profi ist souverän im Blutzuckermessen und kann entsprechend entscheiden, ob er Glukagon gibt oder Insulin.

**Zusammenfassend empfehle ich Ihnen, Ihr tägliches Umfeld über nachfolgende Themen zu informieren:**

- Unterzucker & seine Symptome
- Mögliche Gegenmaßnahmen (= Zufuhr von Zucker)
- Aufbewahrung Ihres medizinischen Equipments (ggf. auch Ihr Zucker-Tagebuch)
- Anwendung des Blutzuckermessgeräts und Verständnis der Zuckerwerte
- Im Notfall zu benachrichtigenden Personen (Arzt, Verwandte)
- Anwendung der Glukagonspritze

## SICHERHEIT BEGINNT MIT SELBSTAKZEPTANZ

In meinem eigenen Leben durfte ich immer wieder feststellen, dass sich vieles von selbst ergibt und positiv entwickelt, wenn man sich selbst oder eine Situation annimmt. Nachdem ich den Diabetes als Teil meiner selbst endlich akzeptiert und hingenommen hatte, hörte ich beispielsweise auf mich zu schämen in der Öffentlichkeit meinen Blutzucker zu messen und Insulin zu spritzen.

Mein Umfeld reagiert bis heute mit Interesse und Bewunderung über meinen selbstsicheren Umgang mit der Krankheit. Das half mir damals, die Scheu abzulegen und die Menschen mit meinem Diabetes zu konfrontieren und sogar gerne auch mal zu provozieren.

Das Ergebnis ist bis heute immer wieder verblüffend. Ich muss das Thema Diabetes nie in den Raum werfen oder mich aufdrängen. Die Leute in meiner Umgebung kommen immer aus eigenem Interesse zu mir und stellen so viele Fragen, die es mir leicht machen, zu vermitteln, was Diabetes Typ 1 ausmacht und beinhaltet.

Das Teilen meines Traubenzuckervorrats mit Kollegen/innen, die auch mal abbauen ist nur ein kleines und wahrscheinlich unscheinbares Beispiel wie der Diabetes meine soziale Kompetenz stärkt. Man freut sich geradezu, dass ich immer einen „geheimen Notfallvorrat" an Süßigkeiten habe.

Jeder in meinem Umfeld hat zigmal gesehen wie ich bei starker, plötzlicher Unterzuckerung hektisch Saft trinke oder Traubenzucker „herunterwürge". Sie haben aber genauso oft gesehen wie ich gemeinsam mit Ihnen um den Park jogge, auf Partys gehe, an langen Konferenzen teilnehme und Überstunden ohne Pause schiebe.

Heute bin ich mir sicher, dass jeder Einzelne aus meiner Umgebung im Notfall wüsste, was mit mir los ist und ob sie mir noch Zucker einflößen oder besser den Notarzt rufen sollten. Das schenkt mir Sicherheit.

Diese Sicherheit ist die Grundlage dafür, dass ich ohne Angst, Verzweiflung und Selbstmitleid durch das Leben gehe.

Meine Selbstakzeptanz verschafft mir die Fähigkeit mit Überzeugung und Witz vom Umgang meines Diabetes im Alltag zu sprechen. Aus dieser Erfahrung heraus habe ich das bereits erwähnte Schema auch bei anderen Diabetikern beobachten können.

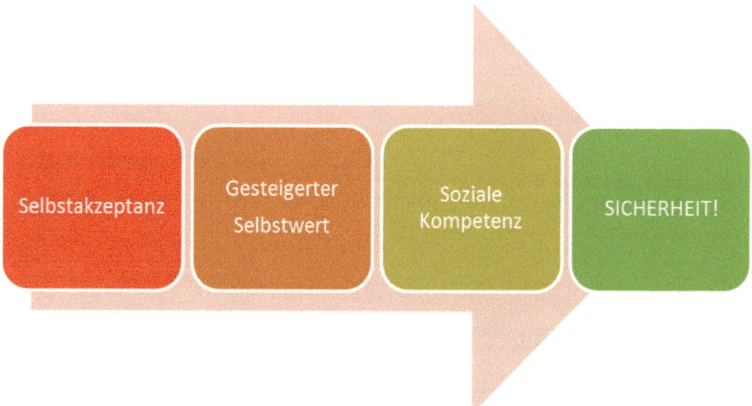


Machen Sie sich zu jedem dieser Schritte eigene Gedanken.

Beginnen Sie mit folgenden Fragen:

- Akzeptieren Sie Ihr „Diabetes-Schicksal“ in vollem Maße?
- Wenn nicht, hinterfragen Sie sich warum?

- Was würde Ihnen dabei helfen?
- Wovor haben Sie die größte Angst oder Sorge?
- Welche Gegenmaßnahmen könnten diese ausräumen?

Gehen Sie in die Tiefe des Themas Selbstakzeptanz und Selbstsicherheit mit meinem Online-Coaching.

# KAPITEL 4

## DIE RELATIVITÄT DES SCHWÄNZENS

In diesem Kapitel geht es keinesfalls darum, sich als Diabetiker besonders häufig eine Auszeit zu gönnen, „nur", weil man eine chronische Krankheit hat. Im Gegenteil! In den vorangegangenen Kapiteln habe ich viel von Stärke geschrieben und davon, dass man sich mit seinen gesunden Mitmenschen bewusst messbar machen soll. Mit meiner „Relativität vom Schwänzen" forciere ich diese Philosophie. Ich möchte herausstellen, wie bewusst und gewissenhaft man mit Pausen umgehen sollte, um seine Ausdauer zu stärken.

Stellen Sie sich vor, Sie geben täglich alles und arbeiten immer so hart, dass jeder Tag mehr und mehr zur Qual wird. Der Stress beginnt sich in Ihrem hohen Blutzucker widerzuspiegeln. Ihr Diabetes lässt sich weniger und weniger regulieren. Sie spritzen den ganzen Tag dagegen, damit Sie in der Nacht mit diversen Hypoglykämien die Quittung für Ihren anstrengenden Tag bekommen.

Mit wenig Schlaf geht es dann früh morgens wieder in Ihren Job, in dem Sie wie ein Hamster wieder versuchen so schnell und erfolgreich zu rennen wie Ihre - im Vergleich - ausgeschlafenen Kollegen/innen. Unter diesen Umständen können Sie nie - oder zumindest nur sehr schwer - über sich hinauswachsen und glänzen, was auf Dauer demotiviert und schlappmacht. Welche überdurchschnittlichen Leistungen wollen Sie hiermit denn auch auf Dauer erzielen? Wieviel Lob bekommen Sie vermutlich für Ihre täglich durchschnittliche Leistung, die Sie sich jedoch überdurchschnittlich viel Kraft kostet?

Erinnern Sie sich an das vorangegangene Kapitel:

**Wenn Sie selbstbewusst Ihrem Umfeld Ihre Stärken verkaufen und gut präsentieren, dann vergibt Ihnen jeder Ihre Schwächen.**

Also drehen Sie das Hamsterrad um.

**Geben Sie z. B. 2 Stunden Vollgas und dann erholen Sie sich wieder für ~15 Minuten.**

- gehen Sie eine Runde um den Block
- gönnen Sie sich eine kleine Zwischenmahlzeit
- schalten Sie den Computer-Monitor auf „Stand by"
- rufen Sie kurz Ihre privaten Mails ab
- holen Sie sich einen Kaffee oder
- setzen Sie sich auf die Toilette, um durch zu schnaufen
- oder ziehen Sie sich in einen leeren Konferenzraum zurück und machen Sie ein Nickerchen oder Stretch-Übungen

Durch die **kurze Auszeit** und den Abstand holen Sie sich kurz komplett aus Ihrer Arbeit raus. Das schenkt Ihnen kreative Kraft und mehr Konzentration. Ist gut für jeden, auch ohne Zucker.

**Diese Methode stabilisiert Ihren Zucker massiv und langfristig** – keiner bekommt in Ihrem Umfeld wirklich etwas davon mit – im Endeffekt zählt nur Ihre produktive Leistung und Ihre positive Ausstrahlung.

Glauben Sie etwa, dass alle Menschen in 8 Stunden Arbeitszeit dieselben Ergebnisse abliefern, nur weil sie gleich viel Zeit für Ihren Job haben?

Mit der Methode der regelmäßigen, kurzen Arbeitsunterbrechungen wirken Sie entgegen, dass Ihr Diabetes entgleist und Sie wohl möglich irgendwann länger ausfallen. Ferner stärken Sie Ihr Immunsystem und das schützt Sie auch vor anderen Krankheiten wie der Grippe.

Da wir krankheitsbedingt theoretisch jederzeit mal kurzzeitig ausfallen können – was wir nicht wollen, weil wir sonst den Vorurteilen der Gesellschaft entsprächen, sollten wir uns tagtäglich bewusst in Achtsamkeit üben und intelligent mit unserer Energie haushalten.

Das hat nichts damit zu tun langsamer oder gar schlechter zu arbeiten, im Gegenteil.

Lassen Sie uns nicht vergessen, welcher Doppelbelastung wir mit unserem Diabetes tagtäglich ausgesetzt sind. Sich daher bewusst zu entschleunigen und damit etwas für sich und seine Gesundheit zu tun, ist positiv für einen selbst sowie für die Kollegen/innen und den Arbeitgeber. Auch wenn Sie in der Regel kein Recht auf Sonderpausen während der Arbeitszeit haben, z.B. zum Blutzuckermessen oder Insulin spritzen, finde ich es absolut empfehlenswert und vertretbar, sich als gesundheitlich beeinträchtigter Mensch zwischendurch besonnen Pausen zu nehmen.

Diese Handhabung dient nach meiner Auffassung primär als „Instandsetzung“, welche langfristiges Wohlbefinden fördert, zu einer verbesserten Gesundheit beiträgt und einer effizienteren Wiederaufnahme der Arbeitstätigkeiten dient.

Kaum ein Arbeitgeber würde wohl etwas dagegen haben, wenn Sie so auch Ihre Arbeitsfähigkeit aufrechterhalten können. Nach zwei Stunden am Computer, sollte jeder pausieren.

## DER SCHWERBEHINDERTENAUSWEIS

In diesem Zusammenhang möchte ich darauf hinweisen, dass sich eine Mitgliedschaft im Sozialverband VdK rentiert, um einen Schwerbehindertenausweis zu beantragen.

Eine Steuerersparnis sowie fünf Extra-Tage Urlaub pro Jahr, erhalten Sie ab einen Schwerbehindertenstatus ab einem GdB von 50 (Grad der Behinderung). Der Extra-Urlaub kann für regelmäßige Arztbesuche verwendet werden oder um unsere „Batterien" wieder aufzuladen, um so gut funktionieren zu können wie unser kerngesundes Umfeld.

| Grad der Behinderung (GdB) | Jährlicher Pauschbetrag € |
|---|---|
| 25 und 30 | **310** |
| 35 und 40 | **430** |
| 45 und 50 | **570** |
| 55 und 60 | **720** |
| 65 und 70 | **890** |
| 75 und 80 | **1.060** |
| 85 und 90 | **1.230** |
| 95 und 100 | **1.420** |

Quelle: https://www.betanet.de/behinderung-steuervorteile.html

Sie fragen sich, ob Sie „schwerbehindert" sind? Da lohnt sich ein Blick in das Sozialgesetzbuch (SGB) IX:

*„Menschen sind behindert, wenn ihre körperliche Funktion, geistige Fähigkeit oder seelische Gesundheit mit hoher Wahrscheinlichkeit länger als sechs Monate von dem für das Lebensalter typischen Zustand abweichen und daher ihre Teilhabe am Leben in der Gesellschaft*

*beeinträchtigt ist. Sie sind von Behinderung bedroht, wenn die Beeinträchtigung zu erwarten ist."*

Bei der Feststellung der Behinderung geht es damit keinesfalls nur um die Art der Erkrankung/Behinderung oder um eine Diagnose, sondern immer um ein Funktionsdefizit, während einer entsprechenden Dauer (länger als sechs Monate) und der Auswirkung auf das Teilhaben am Leben in der Gesellschaft.

Eltern können sogar die Kinderbetreuungskosten als ergänzende Leistung zu Rehabilitation bei Reha-Aufenthalten beantragen. Die Eltern von Kindern mit Behinderungen können den Pauschbetrag auf sich **übertragen** lassen. Dafür müssen sie für das Kind Kindergeld oder einen Kinderfreibetrag erhalten (§ 33b Abs. 5 EStG).

Sind Sie ein junger, erwachsener Diabetiker, so entscheiden Sie aber mit Bedacht, ob und wann Sie Ihrem Arbeitgeber von Ihrem Behindertenausweis erzählen. Unter Umständen haben Sie mehr Aufstiegschancen, wenn Sie eingangs nichts darüber erwähnen. Mehr darüber erzähle ich Ihnen in einem späteren Kapitel bei dem Punkt Karriere.

# KAPITEL 5

## PARTY ON! - DIABETES & PARTYS

### ÜBER GRUNDLAGENBESCHAFFUNG, DIPS UND PIPPI-PAUSEN“

Wenn man als Kind oder Jugendlicher an Diabetes Typ 1 erkrankt, ist es schwierig im heranwachsenden Alter die ersten Partys, Disko- und Barbesuche mit Bedacht zu begehen und entsprechend seiner Krankheit vorzubereiten.

Ich verstehe das wirklich sehr gut, denn ich war auch erst 21 Jahre alt als ich erkrankte. Der Diabetes konnte meine Feierlaune damals nicht einschränken. Ich habe die Krankheit heruntergespielt und mich nur geringfügig zurückgenommen. Aus heutiger Sicht, nahm ich das damals alles etwas zu locker.

Meine kleine Clutch hatte Platz für Zigaretten und Handy, aber für meine Zuckerutensilien nicht. „Die paar Stunden komme ich auch ohne den ganzen Kram zurecht“, redete ich mir munter ein (heute würde ich statt „mutig“ = „leichtsinnig“ sagen). Ich war überzeugt davon, eine Unterzuckerung klar zu spüren und rechtzeitig mit einem fruchtigen Cocktail entgegenwirken zu können. Auf Kohlenhydrate verzichtete ich in meinen Augen während meiner Partynacht einfach gänzlich und entsprechend glaubte ich, meine Spritze nicht zu brauchen.

Die Kohlenhydrate im Alkohol zählte ich dabei nicht mit, denn ich verzichtete seit jeher auf Cocktails und bildete mir ein, dass weder Bier noch Wein sich großartig auf meinen Zucker auswirkten. Mein temporäres Gefühl der Freiheit und einfach so zu sein wie alle anderen um mich herum, war ein Spiel mit dem Feuer.

Durch den Alkohol, der lauten Partymusik und den vielen Lichtern um einen herum, werden die Sinne schnell und unmerklich vernebelt, die einem normalerweise signalisieren, wenn der Zucker entgleist und man beispielsweise in den Unterzucker gerät. Würde man beispielsweise mitten in der Nacht in einem Club umkippen oder zu lallen beginnen, so würden unwissende Leute einen Diabetiker im Unterzucker einfach für betrunken oder bekifft erklären.

Der Diabetes wird oft aus Unwissenheit übersehen und endet nicht selten tödlich, weil entsprechend keine Erste Hilfe geleistet wird. Wenn man Pech hat, verspielt man mit dem falschen „Partyverhalten“ als Diabetiker quasi sein Leben.

In den nachfolgenden Punkten möchte ich verdeutlichen, wo die Gefahren lauern und mit welchen Tricks Sie diesen entgegenwirken können.

## DIABETES & ALKOHOL

Verantwortlich für die eminente Gefahr beim Alkohol sind vor allem der unbekannte Kohlenhydratgehalt und die Alkoholmenge der Getränke. Während die Kohlenhydrate dazu führen, dass die Blutzuckerkonzentration rasch ansteigt, hat der Alkohol mit einer Verzögerung von etwa vier bis sechs Stunden eine gegenteilige Wirkung und braucht quasi ewig, um im Blutzucker bemerkt zu werden.

Hinzu kommt, dass der Alkohol die normale Zuckerneubildung in der Leber blockiert. Das heißt, Alkoholkonsum lässt den Zucker erst abfallen und nach mehreren Stunden auf einmal wieder unregelmäßig ansteigen.

Trinkt man jetzt mehr als ein Glas, wird es kalkulatorisch schwierig zu überblicken, welche Mechanismen unser Organismus durchläuft und wann wieviel Zucker ins Blut geschleust wird.

Zudem kommt, dass man bei Partynächten nicht unbedingt nur auf einem Barhocker sitzt (das macht man, wenn man älter wird ;)), sondern ständig in Bewegung ist und tanzt, was wiederum eine ungewisse Menge Zucker abbaut.

Meiner Meinung nach wird **der größte Fehler** im Alkoholkonsum damit begangen, dass man versucht eine feste Kohlenhydrat-Einheit zu berechnen und zu spritzen. Damit stößt man wahrhaftig einen Teufelskreis an.

Der Alkohol UND das Insulin senken den Blutzucker und damit gerät der Diabetiker in den Unterzucker. Wirkt er diesem entgegen und nimmt wieder Zucker auf, kommt nach einigen Stunden der Zucker aus dem Alkohol oben drauf und man ist wieder im Überzucker. Entsprechend beginnt der Diabetiker wiederum mit der Gegenregulation ... usw.

Ist der Betroffene während all dieser Geschehnisse unterwegs und noch am Feiern, so ist die Party für denjenigen überdies unentspannt. Ferner findet diese Zuckerkurve (hoch, runter, hoch, runter ...) einfach kein Ende und birgt besonders viele Gefahren, wenn man dann schließlich im Rausch einschläft. Stattdessen den ärztlichen Empfehlungen zu folgen und gänzlich auf Alkohol zu verzichten oder diesen mit nur einem Glas zu genießen ist für Jugendliche oder junge Erwachsene schlicht unrealistisch, so lange es nicht auf tägliche Feierexzesse hinausläuft.

Ich habe mir damals das Beispiel an vielen herkömmlichen Diäten genommen, bei denen man einen sogenannten „Cheat Day“ die Woche zelebrieren darf. An diesem **„Cheat Day“** darf man alles nach Lust und Laune essen und trinken. Unter der Prämisse, dass man am Folgetag seine Diät wieder aufnimmt, schadet man seinem Diäterfolg geringfügig – wenn überhaupt. Da ist jeder Körper und Organismus anders.

Daraus habe ich abgeleitet, dass auch ich meinem Diabetes keinen großen Schaden zufüge, wenn ich die gesamte Woche über gut eingestellt bin mit guten Blutzuckerwerten und an einem Tag – sofern eine Party ansteht - erhöhte Werte in Kauf nehme.

## MEINE BEWÄLTIGUNGSSTRATEGIE FÜR PARTYS:

- **Zucker-Utensilien mitnehmen**, notfalls aus der „Zuckertasche" rausnehmen, damit die Einzelteile leichter und schlanker in einer Handtasche zu verstauen sind.

  Dabei sein sollte:

  - Blutzuckermessgerät mit Stechhilfe und Messstäbchen
  - Insulinspritze und 1-2 Spritzköpfe als Ersatz
  - 1x Paket Traubenzucker

  Wenn Sie eine Pumpe benutzen, dann nehmen Sie vorsichtshalber noch ein Pflaster und einen Katheter mit. Wenn Sie viel tanzen bzw. sich viel bewegen, transpirieren Sie und das Pflaster kann sich lösen. Hierdurch kann kein Insulin mehr in Ihren Körper gelangen. Das kann zu einer Ketoazidose führen. Aus diesem Grund empfehle ich Ihnen vorsichtshalber noch einen Pen mitzunehmen. So können Sie die Pumpe für einige Stunden (z. B. beim Tanzen) von Ihrem Körper ablegen und bei Bedarf mit dem Pen regulieren.

- **Grundlage**.

  Gehen Sie richtig essen vor dem Feiern.

- **Auf ein Glas Alkohol auch ein Glas Wasser.**

  Trinken Sie zwischen Ihrem Bier oder Wein immer ein Glas Wasser. Es hilft Ihnen einerseits, dass Sie nicht dehydrieren und länger nüchtern bleiben.

  Andererseits unterstützt es Ihren Zucker. Sollte Ihr Zucker zwischenzeitlich ansteigen, dann hilft Ihnen das Wasser Ihren Elektrolyt-Haushalt zu regulieren und Ihre Nieren zu entlasten, die mit dem höheren Zucker immer auch mehr belastet sind.

- **Regelmäßig messen.**

  Behalten Sie Ihren Diabetes unbemerkt im Auge. Nehmen Sie sich beispielsweise vor, jedes Mal bei einem Toilettengang Ihren Blutzucker zu kontrollieren. So bemerkt das keiner im Umfeld und Sie wissen immer wo Sie stehen.

- **Vorsichtige Korrekturen.**

  Kommen Sie während Ihrer Partynacht über 200 mg, dann sollten Sie vorsichtig korrigieren, keinesfalls wie normal.

Vergessen Sie nicht: Sie stehen unter Alkoholgebrauch.

Ich handhabe es immer so als sei 150 mg mein Zielwert und alles was darüber ist, korrigiere ich. Sitze ich auf einer Party eher rum und unterhalte mich gut, dann korrigiere ich mit dem normalen Spritzfaktor. Tanze ich viel, dann nehme ich nur die Hälfte des Insulins, weil ich den „restlichen Zucker“ - wie beim Sport - vermutlich durch die Bewegung allein abbaue.

- **Beobachten & individuell optimieren**.

  Behalten Sie auf den ersten Partys Ihren Diabetes und Ihren Alkohol - sowie Snackkonsum genau im Auge. Werten Sie am Tag danach aus wie Sie mit Ihren Spritzdosen ausgekommen sind. Auf diese Weise können Sie Ihre individuelle Bewältigungsstrategie entwickeln.

Anders formuliert:

**Wie funktionieren meine Tipps bei Ihnen?**

- Können Sie Ihren Zucker stabil halten?
- Sind Sie schnell bei über 200 mg?
- Wie funktionieren die leichten Korrekturen?
- Mit welchem Blutzucker schlafen Sie ein und wachen Sie auf?

Nach etwas „Feier-Übung“ haben Sie dann genau Ihre Blutzucker-Zielwerte und wissen, wie viel Insulin Sie brauchen, um Ihre Partys mit Selbstsicherheit zu genießen.

## DIABETES & DROGEN

### GEFAHREN & GEFÜHLE BEIM DROGENKONSUM:

Ich selbst habe mehrmals in meinem Leben „nur“ Cannabis ausprobiert. In einer Diabetesschulung mit anderen Diabetikern habe ich jedoch mehr über den Gebrauch und über Erfahrungswerte mit anderen Drogen erfahren.

Bei allen zuvor aufgeführten Drogen konnten **folgende Merkmale bei Konsum als Diabetiker Typ 1** festgestellt werden:

- Schneller Puls
- Blutdrucksteigerung
- Schwindel
- Pupillenerweiterung
- Übelkeit
- Extremer Durst oder Appetit
- Plötzliche Antriebslosigkeit und grenzenlose Erschöpfung.

Fällt Ihnen etwas auf?

**Alle Rausch-Symptome des Drogengebrauchs finden sich auch in der Diabetologie wieder.**

Mir selbst ist der Zucker nach einem Joint mit 28 mg mal bedrohlich in den Keller gerutscht. Um mich herum waren alle bekifft – keiner reagierte auf mich als ich kurz vor dem Kontrollverlust heftig Alarm schlug. Aus eigener Kraft habe ich noch schnell genug eine Limonade zur Hand bekommen und mich aus der Unterzuckerung gerettet.

Das verwirrende daran für mich war, dass ich zuvor bereits Cannabis konsumiert hatte ohne jegliche Nebenwirkungen. Warum also ging es mir das eine Mal so schlecht dabei?

Hier möchte ich daran erinnern, dass Drogen keinen pharmazeutischen Richtlinien entsprechen. Sie werden immer wieder neu gemischt – je nachdem woher man sie bezieht, sind sie mal mehr und mal weniger stark gemischt oder rein. Entsprechend unvorhersehbar ist die Wirkung auf den eigenen Körper und damit auch auf den Diabetes.

Noch wichtiger also als bei Alkoholkonsum ist das Bewusstsein im Umgang mit Drogen. Ich möchte hier nicht schreiben, wie oder was Sie vorbereiten müssen, wenn Sie Drogen nehmen.

Doch denken Sie einfach in jeder Lebenslage daran, alles Notwendige Griff bereit zu haben – insbesondere für plötzlichen Unterzucker. Auch erfahrenen Diabetikern ist es fast unmöglich zeitgerecht zu reagieren, um die Kontrolle zu behalten.

# KAPITEL 6

## DIABETISCHE BUSINESS-KNIGGE

### BEWERBUNGEN

Wenn Sie das Thema „Diabetes und Bewerbungen" oder „Diabetes in Vorstellungsgesprächen" googeln werden Sie sofort darauf hingewiesen, dass Sie Ihren Diabetes nicht erwähnen müssen. Ihnen wird im Grunde direkt und ohne Umschweif empfohlen, bloß kein Wort darüber fallen zu lassen und es besser sogar zu verschweigen.

Ob Pharmazeutik-Firmen, diverse Diabetes-Ratgeber und Foren – alle sprechen von Vorbehalten der Arbeitgeber gegenüber Diabetikern, die keine Erfahrung im Umgang mit dieser Krankheit haben und bei einer Einstellung Probleme befürchten. Einige Arbeitgeber halten Diabetiker bestimmt heute noch für weniger leistungsfähig und risikobehaftet – und schicken Ihnen daher vielleicht eher eine Absage, wenn sie über Ihre Erkrankung vor einem persönlichen Kennenlernen wissen.

<u>Fest steht:</u>

**Das Verschweigen von seinem Diabetes im Vorstellungsgespräch ist kein Kündigungsgrund!**

Nach der Rechtsprechung des Bundesarbeitsgerichts (BAG) ist eine allgemein gehaltene „Gesundheitsfrage" ohne konkreten Anlass unzulässig.

Doch **Achtung**, auch hier gibt es **Ausnahmen**: *Fragen nach dem Gesundheitszustand sind zulässig, wenn die Erkrankung die Eignung des Bewerbers „entweder erheblich beeinträchtigt oder aufhebt" (BAG, 2 AZR 279/83).*

Solche Fragen sind damit im Ausnahmefall gestattet und zwar, wenn die bei Ausübung der Tätigkeit zu einer unmittelbaren, konkreten Gefahr für den Bewerber bzw. für Dritte führen würde. Hierzu zählen bestimmte Berufsgruppen, wie beispielsweise der Verkehrsflugzeugführer oder Polizist mit Schusswaffe. In diesem Zusammenhang ist es wichtig zu wissen, dass es strafbar ist unseren Diabetes zu verschweigen, wenn wir zum Zeitpunkt der Bewerbung schon wissen, dass dieser Job krankheitsbedingt für uns nicht in Frage kommt bzw. dauerhaft ausgeübt werden kann.

**Doch zurück zum Normalfall:**

Ich empfehle Ihnen eine Bewerbung und ein Bewerbungsgespräch ohne Erwähnung Ihres Diabetes. **Ihre Krankheit sagt nichts über Ihre Fähigkeit und Eignung aus**, den angepeilten Job ausüben zu können. In einem Bewerbungsgespräch geht es darum,

**sich** dem angestrebten Unternehmen anzupreisen – **zu verkaufen**.

Denken Sie nun banal an Supermärkte .... Ware mit Verfallsdatum oder Beschädigungen werden günstiger verkauft oder aussortiert. Warum also, sollten Sie sich selbst einen solchen Stempel geben, wenn Ihr Inhalt mindestens genauso gut ist wie der anderer Mitbewerber?

Ich gehe sogar noch einen Schritt weiter. Sie sind anders als Ihre Mitbewerber. Betonen Sie es und nehmen Sie sich vor, anstatt in der Masse unterzutauchen, hervorzustechen! Während beschädigte Ware aussortiert oder auf einen „Ramsch-Haufen" kommt, werden „Einzelstücke" teurer verkauft und als etwas Besonderes in Vitrinen zur Schau gestellt. **Welches „Objekt" möchten Sie verkörpern?**

**Die Gestaltung Ihrer schriftlichen Bewerbung:**

Personalvermittler achten in erster Linie – innerhalb von Sekunden - auf folgende Dinge:

- Hat die Bewerbung alle Inhalte, die benötigt werden (Lebenslauf, Zeugnisse)?
- Sind die Schlüsselqualifikationen sofort erkennbar und kompatibel?
- Hat die Bewerbung einen einheitlichen und gut strukturierten Aufbau?

Es empfiehlt sich **alles in einem PDF-Dokument** zu erstellen:

- **Deckblatt mit Foto und Ihren persönlichen Angaben**

  Name, Kontaktdaten & Geburtsdatum

  Evtl. fügen Sie Ihrem Deckblatt noch ein Motto oder ein Leitsatz hinzu unter dem Sie tätig sind oder der aussagekräftig kundtut, wie Sie arbeiten.

  Beispiel: „Teamwork makes the dream work!"

- **Übersicht / Zusammenfassung Ihrer Schlüsselqualifikationen**

  Maximal 3-5 Punkte, die Sie am ehesten mit der ausgeschriebenen Stelle gemeinsam haben.

  **TIPP:** Schauen Sie sich die Gliederung bei www.XING.de oder www.LinkedIn.de an. Auch hier arbeitet man gerne mit „Tags", um Headhunter die Suche nach geeigneten Mitarbeitern und Führungskräften zu erleichtern.

- **Lebenslauf**

  Aktuelle Tätigkeiten nach vorne!

  Immer die Monate und Jahre als Beschäftigungszeiträume angeben.

  Firma und Position in fett und ggf. in einer größeren Schriftgröße

- **Zeugnisse:** NUR DIE WICHTIGSTEN ZEUGNISSE!
- **Layout:**

  Haben Sie wenig Berufserfahrung?

  Dann empfehle ich Ihnen Hochformat und Schriftgröße 12.

  Haben Sie sehr viel Berufserfahrung?

  Hier lege ich Ihnen Querformat ans Herz, in Spaltenform und Schriftgröße 10.

  Hierdurch sparen Sie Platz und es entsteht kein dicker „Bewerbungskatalog“, sondern eine schlanke, handliche und vor allem übersichtliche Bewerbungsmappe.

**Tipps:**

Setzen Sie sich genauestens mit der Job-Beschreibung auseinander und markieren Sie die Schlüsselwörter, damit Sie diese später in Ihrer Bewerbung einbauen können.

Informieren Sie sich auf der Firmen-Homepage über das Unternehmen, Philosophien und Perspektiven.

Was gefällt Ihnen besonders? Was macht das Unternehmen anders?

Solche Dinge können Sie später intelligent in Ihrem Bewerbungsanschreiben einbauen.

Achten Sie darauf, dass Sie Ihren Ansprechpartner „kennen“! Das Internet und die erwähnten Business-Plattformen wie XING und LinkedIN ermöglichen Ihnen, die Firmen und Ansprechpartner im Vorfeld besser kennen zu lernen. Stöbern Sie durch deren Lebensläufe und informieren Sie sich über deren private sowie beruflichen Interessen und Hintergründe.

Schließlich war es noch nie verkehrt die Sprache derer zu sprechen, bei denen man Gehör finden möchte!! (Alte Verkäufer-Regel)

## DIE TOP 10 EINER ERFOLGREICHEN DIABETIKER-BEWERBUNG:

1. Bringen Sie bei Ihrer schriftlichen Bewerbung Ihre Stärken auf den Punkt. Legen Sie Profile an auf Business Portalen wie XING und LinkedIn, die mit Ihrem Lebenslauf kompatibel sind. Diese Plattformen verleihen Ihnen als Bewerber ein „360°“-Profil.

2. Behalten Sie Ihre Erkrankung bei einem Bewerbungsgespräch für sich und konzentrieren Sie sich stattdessen auf Ihre Fähigkeiten, Stärken und Kompetenzen. VERNEINEN SIE Fragen nach gesundheitlichen Beeinträchtigungen.

3. Sollten Sie sich nicht sicher sein, ob Sie einen bestimmten Beruf mit Diabetes ausüben dürfen, konsultieren Sie im Vorfeld Ihren Diabetologen.

4. Bereiten Sie sich besonders gut auf die Firma und Ihren Gesprächspartner vor – beruflich als auch privat.

5. Seien Sie Ihr eigener Verkäufer. Überlegen Sie sich im Vorfeld, welche Ihrer Eigenschaften & Fähigkeiten dem Unternehmen am wichtigsten sind, damit Sie diese im Gespräch hervorheben. Ferner bringen Sie mindestens 10 vorbereitete Fragen mit, die SIE dem Unternehmen stellen möchten! Es ist durchaus spannend, wenn Sie sich trauen herausfordernde Fragen zu stellen – zum Beispiel nach negativen Internet-Bewertungen, fallenden Aktienkursen, hoher Fluktuation oder Mitbewerbern.

6. Schalten Sie respektvoll Ihr Handy aus! Legen Sie sich zu Beginn Ihres Gesprächs einen Block, einen Ausdruck Ihrer Bewerbung und der Stellenausschreibung, sowie einen Stift auf den Tisch!

7. Vergessen Sie nicht stets selbstsicher und zuvorkommend zu lächeln, „Bitte & Danke" zu sagen, fest die Hand zu schütteln, gerade und aufrecht zu sitzen und immer Augenkontakt zu halten!

8. Messen Sie VOR dem Bewerbungsgespräch (z. B. auf der Toilette) unbemerkt Ihren Zucker. Gehen Sie davon aus, dass das Gespräch min. 60 Minuten dauern kann. Vermeiden Sie eine Unterzuckerung und halten Sie Ihren Zucker lieber etwas höher (z. B. bei 150 mg), um einen „Puffer" nach unten zu haben.

9. Bestellen Sie – je nach Zuckerwert – einen Kaffee mit Zucker oder ein Wasser. Fragen Sie NIEMALS nach Süßstoff in einem Bewerbungsgespräch. Vermeiden Sie Kekse, die ggf. bei dem Gespräch ausliegen.

10. Sollte Ihnen doch mal schlecht oder schwindelig in einem Gespräch werden (ist mir auch mal passiert), dann lächeln Sie freundlich und sagen Sie locker und selbstbewusst so etwas wie: „Jetzt war ich scheinbar doch etwas aufgeregt im Vorfeld. Dürfte ich nochmal kurz austreten, bevor wir unser Gespräch fortführen?"

## KONFERENZEN & PRÄSENTATIONEN

Aus Ihrer Ausbildung, Studium oder Ihrer Berufserfahrung wissen Sie vielleicht bereits viel über Konferenzen und Präsentationen aus der Praxis – als Teilnehmer, sowohl vielleicht auch als Gastgeber oder Initiator. Bevor ich Diabetes bekam war ich jemand, den man allgemeinsprachlich gerne als „Rampensau" bezeichnen würde, als „Alpha-Tierchen" oder „Aufmerksamkeitsmagnet". Ich war durch nichts aus der Fassung zu bringen, hatte auf alles eine Antwort und war nie um einen flotten Spruch verlegen, der alle zum Lachen brachte oder innehalten ließ. Nach meiner Erkrankung war ich zunächst verunsichert und mir nicht mehr im Klaren über meine Ausstrahlung, Wirkung und Kommunikationsfähigkeit. Ich dachte darüber nach, **wie man im Mittelpunkt stehen kann ohne „selbst tatsächlich gesehen zu werden“.**

Wenn ich also vor meiner Erkrankung ein kompetenter, aber vielmehr impulsiver Redner war, so stand für mich zunächst fest, dass ich mich nun mit meinem Diabetes schlicht besser vorbereiten musste. Es war mein Plan über Unsicherheiten hinweg zu täuschen und mit derselben Professionalität wahrgenommen und geschätzt zu werden. Auf keinen Fall wollte ich auf eventuelle Schwächen aufmerksam machen oder gar reduziert werden, weil es, meiner Meinung nach, karrierehinderlich wäre.

Jetzt fragen Sie sich vielleicht, von **welchen Unsicherheiten** ich rede? Lassen Sie mich Ihnen einen Einblick in die diabetische Gefühlswelt geben:

- Bei Konferenzen oder Präsentationen hat man als Gastgeber/Moderator oder einfacher Redner durchaus **Lampenfieber**, schwitzige Hände, Durst, rasenden Puls usw.

  Alles Symptome, die wir auch bei einer Unter- oder Überzuckerung empfinden, was einen durcheinanderbringen kann, wenn man keine Möglichkeit zum Messen hat.

- Ihnen stehen eventuell **Präsentations-/Konferenz-Abschnitte von über 2 – 3 Stunden** bevor, in denen Sie einen Raum nicht verlassen können und ggf. vor Publikum stehen und beobachtet werden.

Es kann passieren, dass der Gedanke nur noch um den Zucker kreist und Sie darum Ihre Konzentration und den Faden verlieren.

- Bei vielen Zusammenkünften wird gerne gemeinsam mit einem Cocktail **angestoßen** – davor oder danach. Eventuell gibt es auch während den Konferenzen oder Präsentationen ausschließlich **ungünstige Getränke**, z.B. nur Saft und Cola statt Wasser. Ebenfalls habe ich es bereits erlebt, dass aufgrund von Zeitknappheit Pizzen oder Sandwiches in den Konferenzraum geliefert wurden, weil **keine Zeit für eine richtige Pause bestand**.

  Diabetiker sollten regelmäßig etwas essen. Will man aber vermeiden Insulin zu spritzen, müssen wir uns Kohlenhydrate verkneifen. Das wiederum kann nach mehreren Stunden zu lautem Magenknurren oder Unterzuckerung führen.

- Steht man im Mittelpunkt, wird man gerne auch **in den Pausen aufgehalten** und angesprochen oder von gleichgeschlechtlichen Kollegen/innen bis auf die Toilette „**verfolgt**".

  Es ist ggf. schwierig einen Rückzug zu vollziehen, um den Zucker unbemerkt messen und behandeln zu können. Fragen und Erstaunen über den

Diabetes zu ernten, können sich im Anschluss eventuell mehr herumsprechen als die eigentlich vollbrachte Leistung. Das kann intern Ärger verursachen oder Ihnen gar eine Beförderung vermasseln.

Aus diesem Grund rate ich Ihnen dazu, sich durch eine besonders **akribische Vorbereitung** zu profilieren. Spielen Sie im Vorfeld alle Möglichkeiten durch und seien Sie entsprechend gewappnet!

1. Wo findet die Konferenz oder Präsentation statt?
    - Büro, Veranstaltungsgebäude, Hotel?
2. Wie sieht das Programm aus? Welche Pausen sind eingeplant?
3. Ist die Getränke- oder Essensliste bekannt? Wen könnte man fragen? (Machen doch heute viele aufgrund von Allergien)
    - Fragen Sie z. B. nach der Ausführungsart.
    - Nehmen Sie notfalls immer Ihr eigenes Wasser oder Obst mit.
4. Gibt es dort mehrere Toiletten – vielleicht auf verschiedenen Stockwerken?
    - Gibt es die Möglichkeit mit mehreren Stockwerken, planen Sie bereits im Vorfeld Ihren Gang auf eine andere Toilette als die Masse.

5. Welche alternativen (schauspielerischen) Möglichkeiten haben Sie, wenn Sie keinen Rückzugsort finden sollten?
    - Beispiel: Dringenden Handyanruf inszenieren, für den Sie das Gebäude oder den Raum müssen.

Ansonsten empfehle ich Ihnen, dass Sie bei Möglichkeit mit einem leicht erhöhten Zuckerwert in eine längere Konferenz oder Präsentation einsteigen (ca. 150 mg). Durch die Aufregung bei Ihrem Vortrag ist es durchaus möglich, dass Sie ebenfalls mehr verbrennen und nach 1-3 Stunden auf Ihrem Zielwert von 100 mg rauskommen. Sie haben mit 150 mg keinen echten Risikowert, dafür aber einen Puffer, der Sie selbstsicher auftreten lässt, weil Sie über einen längeren Zeitraum vor einer Unterzuckerung geschützt sein sollten.

Des Weiteren gebe ich Ihnen nachfolgend organisatorische und inhaltliche Tipps an die Hand, die Ihnen eine perfekte Vorbereitungsgrundlage für erfolgreiche Konferenzen und Präsentationen geben. Sind Sie auf alle Eventualitäten vorbereitet, treten Sie garantiert genauso spontan, impulsiv und selbstbewusst auf wie vor Ihrer Erkrankung!

## DIE GOLDENEN REGELN

### Organisatorisch:

- ✓ Stellen Sie sich bei Möglichkeit vor Beginn der Veranstaltung eine Flasche Wasser und – je nach Länge des Vortrags – vielleicht auch einen Saft (für den Notfall) auf das Rednerpult.
- ✓ Stellen Sie sich kurz vor, bevor Sie zu reden beginnen.
- ✓ Empfangen Sie anschließend die Teilnehmer mit einer Vorstellungsrunde.
- ✓ Stellen Sie Ihr Thema vor und erklären Sie als Moderator kurz das Organisatorische.
- ✓ Achten Sie darauf, dass Sie beim Teilen des gesamten Desktops keine vertraulichen und privaten Inhalte sichtbar werden – schon gar nicht über Ihren Diabetes.
- ✓ Regeln Sie im Vorfeld (auch mit dem Veranstalter), wie viel Zeit im Nachgang Ihres Vortrags für Fragen oder Diskussionen genommen werden kann. Damit wissen Sie, wie lange Sie Ihren Zucker ohne Essen stabil halten müssen. Bereiten Sie notfalls eine Alternative vor, bei der Teilnehmer Ihre Fragen und Diskussionen außerhalb der Konferenz mit Ihnen weiter fortführen können. (z. B. Chat oder Pausenraum zu einer bestimmten Uhrzeit).

- ✓ Eine perfekte Konferenz endet mit der Nachbereitung und einem Besprechungsbericht oder Gesprächsprotokoll.

Rednerisch:

- ✓ Sichern Sie sich eine **positive Grundeinstellung**: Gehen Sie in Gedanken immer wieder Ihre Präsentation durch und visualisieren Sie dabei, dass alles reibungslos und erfolgreich ablaufen wird.
- ✓ Üben Sie Ihren Vortrag auf Timing, Stimmmodulation, Pausen, Sinnhaftigkeit & Verständnis sowie Humor – am besten mit einem Probevortrag vor Freunden.
- ✓ Beachten Sie das Gesetz des guten Ersteindrucks: Wie ernten Sie Sympathiepunkte? Z. B. in der Vorstellungsrunde.
- ✓ Präsentieren Sie glaubwürdig und engagiert. Halten Sie Blickkontakt zum Publikum und versuchen Sie jedem das Gefühl zu geben, dass er/sie wichtig ist.
- ✓ Üben Sie eine offene Gestik, freundliche Mimik, ruhiger Blick – so besser Sie vorbereitet sind, umso weniger kann Sie (und Ihren Zucker) etwas aus der Fassung bringen.
- ✓ Planen Sie in Ihrem Vortrag eine gewisse Dramaturgie ein: Wechseln Sie gezielt den Standort

und sorgen Sie mit ganzem Körpereinsatz für Spannung und die Aufmerksamkeit gehört Ihnen.

- ✓ Sprechen Sie lebendig und wirkungsvoll. Achten Sie darauf langsam, klar, mit Wirkungspausen an den richtigen Stellen zu präsentieren
- ✓ Halten Sie die Aufmerksamkeit des Auditoriums auf einem hohen Stand, zum Beispiel durch Anekdoten, Karikaturen, Fragerunden oder Diskussionen, die Sie vorher vorbereitet und geprobt haben.
- ✓ Vermeiden Sie überladene Folien, undeutliche Schrift, zu schneller Folienwechsel, zu lange Sätze.

**Zu guter Letzt:**

Gehen Sie persönlichen Fragen mit direkten Gegenfragen aus dem Weg oder „verschieben" Sie es auf „das nächste Mal". Lassen Sie nach Ihrer Präsentation das Wort am besten bei den Anderen. Menschen lieben Aufmerksamkeit & Anerkennung. Geben Sie diese und Sie werden beliebt sein – und Ihr Diabetes ist unsichtbar!

# KAPITEL 7

## FERNWEH (ER)LEBEN

Im Ausland zu studieren, zu arbeiten oder einfach nur herumzureisen bedeutet in erster Linie sich in einen neuen Kulturkreis zu begeben. Sie lassen sich darauf ein und sind offen für andere Gepflogenheiten und wissen, dass Sie sich auch mit einer fremden Sprache zurechtfinden werden. Sprache, Moral, Geschichte, Recht, Wirtschaft, Wissenschaft, Tradition, Geltung, Handlung und Handhabung unterscheiden sich maßgeblich von Kultur zu Kultur. Das sind entscheidende Dinge, die einem – je nach eigener Anpassungsfähigkeit und Offenheit - das Leben im Ausland versalzen oder versüßen können.

Die eben erwähnten kulturellen Begriffe betreffen jeden Auslandsreisenden. Doch als Diabetiker kommt selbstverständlich noch unsere Krankheit hinzu, die in jedem Land der Welt mal mehr oder weniger bekannt ist und in vielen Kontinenten der Welt völlig anders behandelt wird als bei uns in Deutschland.

Auf den Seychellen zum Beispiel behauptete man tatsächlich keine einheimischen Diabetiker zu haben. Aus diesem Grund hätte ich – ohne dies im Vorfeld in Erfahrung gebracht zu haben – vor Ort keinerlei Hilfsmittel und Medizin beziehen können. (Zu diesem Zeitpunkt war ich übrigens im 6. Monat schwanger).

Deswegen ist jedoch **kein** Land der Welt für uns Diabetiker ein Ausschlusskriterium. Es gibt neben den kulturellen Unterschieden lediglich weitere Vorkehrungsmaßnahmen zu treffen, die uns absichern und unseren Auslandsaufenthalt erleichtern und auf die ich gleich eingehen werde.

Nach meinem Studium arbeitete ich vier Jahre im Auslandsdienst des zweitgrößten Reiseveranstalters Deutschlands. Mein Job bedeutete rund um die Uhr erreichbar zu sein und den Urlaubsreisenden vor Ort in allen (möglichen und unmöglichen) Lebenslagen Unterstützung zu leisten – bis über den Tod hinaus. Ich arbeitete dort, wo andere Urlaub machten. Doch so traumhaft sich das auch anhört, bedeutete es gleichermaßen 24 Stunden, 7 Tage die Woche abrufbar zu sein, in Uniform (mit Unterrock) und engen Pumps bei 40°C Hitze umher zu laufen und kaputte Autos ohne Klimaanlage zu fahren, die überall und immer stehen bleiben konnten (z. B. in Mitten der Steinwüste Ägyptens).

Wie fast jeder, der längere Zeit im Ausland verbracht hat, kann auch ich nur bestätigen, dass es mitunter die wertvollste Erfahrung meines Lebens war - von Albtraum bis fantastischen Abenteuern wie aus „1001 Nacht" war alles dabei.

Am Ende ist es eine Zeit, die ich niemals missen, sondern eher jederzeit wiederholen möchte. Meine Auslandsjahre haben mich weitergebracht, meinen Horizont erweitert und selbständiger gemacht. Die Zeit im Ausland hilft über den Tellerrand hinweg zu schauen, soziale Kompetenzen aufzubauen und für sich selbst einzustehen, sich und andere zu organisieren und nicht so schnell in Panik zu verfallen, wenn etwas nicht planmäßig verläuft. DAS alles gilt für den Reisenden sowie für die Daheimgebliebenen gleichermaßen!

Es gibt viele Dinge, die Sie vor einem Auslandsaufenthalt vorbereiten können, doch wie es tatsächlich vor Ort ablaufen wird, werden Sie niemals im Vorfeld wirklich zu 100% wissen. Lassen Sie sich bewusst darauf ein und versuchen Sie vor Ort mit Hilfe von Flexibilität, Geduld, Improvisationstalent und einem guten Draht zu Ihren Mitmenschen Lösungen für Ihre individuellen Anliegen zu finden.

Beispielsweise haben Sie unter Garantie nicht immer Pausen im Ausland. Je nach Land und Tätigkeit gibt es vielleicht gar keine Pausen, nur sehr kurze oder sehr unregelmäßige.

Darüber hinaus lässt Sie nicht jeder Arbeitgeber mitentscheiden, wo Sie eingesetzt und hingeschickt werden, wohnen, arbeiten und leben sollen. Je offener Sie sich zeigen und geben, desto förderlicher für Ihre Karriere.

Zudem habe ich die Erfahrung gemacht, dass Ihnen exotische Zielgebiete – vor denen man natürlich auch den größeren Respekt hat und die längere Eingewöhnungszeit benötigt - später mehr Lorbeeren bringen. Das liegt daran, dass es sich nicht jeder zutraut und natürlich mehr Pionierarbeit abverlangt.

Apropos „exotische Zielgebiete“

Denken Sie bitte nie, dass Sie irgendwo ankommen, sich gleich wohl fühlen, auskennen, Leute um sich herumhaben und mit ihrem „Integrationsprogramm“ loslegen können. In den meisten Fällen, benötigen Sie ca. zwei Monate, um sich heimisch zu fühlen, sich zu akklimatisieren. Rechnen Sie einfach im Vorfeld damit und lassen Sie sich Zeit.

In der Türkei und auch in Ägypten habe ich damals in einer Gegend gewohnt, die aussah wie ein Sandberg ohne Straßennamen. Ich musste mir quasi visuell einprägen, wie ich nach Hause kam und das ging anfangs leider sehr oft schief.

Bedenkt man, dass ich damals teilweise über 16 Stunden am Stück arbeitete und das nicht nur tagsüber, so war es unter starker Müdigkeit und wechselndem Tageslicht doppelt so schwer nach Hause zu finden. Nicht selten kamen mir dann die Tränen – doch das sind „tote Punkte“, die wahrscheinlich jeder einmal überwinden muss.

Kommt man aus Deutschland, so ist man in jeder Situation starke Demokratie, Gleichberechtigung und Respekt gewöhnt. Im Grunde kennt man es nicht, dass man in Verhandlungen abgelehnt oder gar ignoriert wird. Eventuell sind Sie geschockt, wenn man Sie bei Bagatellen und Belanglosigkeiten anschreit. Nehmen Sie es bitte gelassen und bleiben Sie immer ruhig und höflich. Beziehungsaufbau ist der Schlüssel zum Erfolg im Ausland und das ist zeitintensiv.

Sie mögen denken, dass es nicht Ihre Art der Geschäftsführung ist und Sie sich nicht ändern oder erniedrigen möchten. Legen Sie bei Möglichkeit diese Gedanken und Gefühle ab. Es handelt sich keinesfalls um eine Abwertung Ihrer Person. Es sind lediglich interkulturelle Differenzen auf die Sie sich einstellen müssen.

Dasselbe gilt leider auch für unseren Diabetes. In Deutschland wird man als Betroffener weitestgehend normal behandelt. Im Ausland sind die Menschen häufig nicht so gut aufgeklärt und darum versuchen Sie selbst Aufklärung zu leisten und die Kontrolle zu behalten.

## DIE ENTSCHEIDUNGSFINDUNG

Haben Sie Interesse daran für längere Zeit ins Ausland zu gehen, sind sich aber noch nicht ganz sicher, ob das etwas für Sie ist? Dann hinterfragen Sie sich wie folgt:

- Warum will ich ins Ausland?
- Wie stelle ich mir meinen Auslandsaufenthalt vor?
- Destination?
- Unterkunft?
- Verpflegung?
- Diabetes?
- Job?
- Freizeit?
- Aufenthaltsdauer?
- Finanzierung?
- Welches Land interessiert mich besonders und warum?
- Welche Qualifikationen bringe ich für den Aufenthalt mit?
- Kompetenzen & besondere Fähigkeiten?
- Was möchte ich im Ausland machen?
- Wer unterstützt mich im Ausland oder vom Heimatland aus und wie?

- Was brauche ich, um mich in einem anderen Land/an einem anderen Ort wohl zu fühlen?
- Wie stelle ich mir die Zeit nach meiner Rückkehr vor?
- Welche Risiken gibt es bei meinem Vorhaben?
- Z. B.: Was übernimmt meine Krankenkasse? Kann ich im Vorfeld ausreichend Medizin für meinen Aufenthalt mitnehmen oder ist jemand aus meinem Bekannten-/Verwandtenkreis befugt, mir die vierteljährlichen Medikamente zu besorgen und zuzuschicken?
- Welche Chancen bieten sich mir mit dieser Erfahrung?

Erstellen Sie eine PRO & KONTRA Liste und machen Sie für Ihren geplanten Auslandsaufenthalt einen Finanz- und Aufgabenplan. Der Finanzplan sollte möglichst ganzheitlich sein und die komplette Dauer umfassen, damit Sie überblicken können wie viel Geld Sie insgesamt tatsächlich brauchen werden. D.h. ähnlich wie in einem „Forecast" schreiben Sie alle geschätzten monatlichen Ausgaben im Ausland auf, sowie jene Ausgaben, die Sie tätigen müssen, bevor Sie abreisen.

Denken Sie an möglichst alles:

- Versicherungen & Mieten,
- laufende Abonnements und Ihre Kündigungsfristen,
- Kleidung & Schuhe,
- Koffer & Rucksack,
- Medizin, Notfall-Equipment & Kühlbox,
- Handy, Fotoapparat, Computer, Bücher,
- Internationaler Führerschein,
- (Lern- und Vorbereitungs-) Kurse

Der Aufgabenplan geht Hand in Hand mit Ihrem Finanzplan und sollte ebenfalls sorgfältig überlegt sein.

Im Anschluss rate ich Ihnen, sich mit jemanden zusammen zu setzen, um Ihre Liste durchzugehen und auf Herz und Nieren zu prüfen und mit Ihnen durchzugehen. Das kann jemand aus Ihrem Bekanntenkreis sein, der bereits Auslandserfahrung gesammelt hat, Ihr Chef oder professionelle Agenturen, die solche Auslandsaufenthalte organisieren und begleiten.

Auch ich helfe Ihnen mit meinem Mentoring-Programm auf freiwilliger Spendenbasis gerne per Skype, E-Mail oder Telefon weiter.

## THEMA "GESUNDHEIT"

Das Thema „Gesundheit“ sollte mitunter der wichtigste Bestandteil Ihrer Planung sein. Planen Sie frühzeitig ein, sich von Ihrem Arzt noch einmal richtig durchchecken zu lassen. Informieren Sie sich darüber hinaus, ob für Ihr Reiseziel irgendwelche Impfungen notwendig werden.

Ferner empfehle ich Ihnen, mit Ihrem Arzt ein paar **individuelle Absprachen** zu diskutieren. Diese können wie folgt aussehen:

- Können Verwandte/Bekannte Rezepte annehmen und einlösen über die Dauer Ihres Auslandsaufenthalts?
- Gibt es zu den heutigen „Online-Zeiten“ (Online-Apotheken & Co.) die Möglichkeit im Ausland das Rezept in Empfang zu nehmen und einzulösen?
- Kann man für den gesamten Auslandsaufenthalt im Vorfeld bereits alle verschreibungspflichtigen Medikamente mitnehmen? (Solche Sonderregelungen sind bei Krankenkassen bis zu einem Jahr möglich, müssen aber gesondert angefragt und vom behandelten Arzt unterstützt werden).
- Erbitten Sie einen mehrsprachigen Arztbrief, der Ihnen die Mitnahme der Medikamente auf Reisen erlaubt und rechtfertigt (in einigen exotischen

Ländern könnten Sie ansonsten des Medikamentenhandels und Schmuggels verdächtigt werden)

- Erfragen Sie die Betreuung und den Austausch mit Ihrem Arzt via E-Mail, SMS, Messenger oder What's App. Es gibt Situationen in denen Sie ggf. Behandlungsmethoden im Ausland oder Ihr eigenes Wohlbefinden hinterfragen möchten und Anleitung benötigen.
- Zur Information: Ärzte sind befugt für die Betreuung via Mail und/oder Handy extra Kosten (Service-Pauschalen) zu beziehen. Nicht alle Ärzte machen das jedoch.
- Informieren Sie sich für alle Fälle im Voraus über die medizinische Versorgung in Ihrem Wunschland. Wenden Sie sich hierfür an das Fremdenverkehrsamt oder an das Auswärtige Amt. Bringen Sie im Vorfeld bereits alle wichtigen Telefonnummern und Adressen in Erfahrung und führen Sie diese in Ihrem Hand- sowie Reisegepäck mit sich: Notruf, Polizei, privates oder staatliches Krankenhaus, Apotheken, Ihre Ansprechpartner vor Ort und im Heimatland.

Als ich damals mein erstes Auslandsjahr in der Türkei verbracht habe, sollte ich in Marmaris, Region Dalaman, arbeiten. Der Flughafen dort war jedoch noch geschlossen und so flog ich unwissend nach Antalya, erhielt vor Ort nur ein Auto und eine Landkarte. Über vier Stunden fuhr ich durch unbekannte und unbewohnte Landschaften mit Orten, die ich nicht aussprechen und Menschen am Straßenrand, mit denen ich nicht kommunizieren konnte.

Es hätte nur irgendetwas passieren müssen und ich wäre vollends aufgeschmissen gewesen. Heute wäre ich froh, wenn ich einen Zettel dabei gehabt hätte mit den wichtigsten Telefonnummern und Adressen, die man im Notfall zur Hand haben sollte.

Damit Sie nicht den Überblick verlieren, was Sie vor Ihrem Auslandsaufenthalt alles erledigen sollten, habe ich für Sie eine **Checkliste** erstellt. Ich hoffe, diese erleichtert Ihre Planung:

**6 Monate vor Abreise**

- Ablaufdatum des Reisepasses kontrollieren oder neuen Reisepass beantragen.
- Visum beantragen.
- Wohnsitz abmelden oder Nachmieter suchen. Ggf. Möbel einlagern oder verkaufen.

- Abonnements & Verträge abmelden (GEZ, Strom & Wasser, TV, Telefon & Internet, Zeitungen/Bücher, Streaming-Services, Handy etc.)
- Ab- und Hinreise planen – Jetzt sind Flugtickets etc. noch günstig.
- Impfausweis heraussuchen und fehlende Impfungen tätigen.
- Jetzt bereits mit Ihrem Diabetologen sprechen und notfalls beginnen Ihre Medizin zu „bunkern"
- Klären Sie die medizinische Versorgung vor Ort: Gibt es Ihr Insulin? Wo und wie können Sie es vor Ort beziehen?
- Sprachkurs besuchen.
- Reiseführer besorgen und lesen.

**3 Monate vor Abreise**

- Internationalen Führerschein beantragen.
- (Falls Sie in dem Alter sind) Internationalen Studentenausweis & Jugendherbergsausweis organisieren.
- Offene Rechnungen begleichen oder Zahlung organisieren.
- Auslandskrankenversicherung
- Unfallversicherung

- Haftpflichtversicherung
- Auslandskonto eröffnen
- Unterkunft im Ausland suchen (am besten erst für den ersten Monat und vor Ort suchen Sie sich dann eine dauerhafte Bleibe. Das wird für Sie i.d.R. günstiger).
- Kreditkarte beantragen.
- Gültigkeit der EC Karte prüfen und überprüfen, ob Ihre Bank eine Kooperationsstelle im Ausland hat.

**1 Monat vor Abreise**

- Bargeld in der Landeswährung bestellen, damit Sie zumindest auf der Hinreise und die ersten Tage überbrücken können.
- Haben Sie den Arztbrief? Ihren Diabetiker-ausweis? Wie viele Medikamente haben Sie zusammen – wie viele Monate reicht das?
- Blutgruppenausweis heraussuchen oder erstellen lassen.
- Routineuntersuchungen machen: Zahnarzt, Haus-arzt, Füße, Augen.
- Letzten Rezepte besorgen.

**1 Woche vor der Abreise**

- Zweitschlüssel für die Wohnung hinterlegen.
- Mailbox/Anrufbeantworter einrichten.
- Nachsendeantrag erstellen.
- Gastgeschenke besorgen.
- Die wichtigsten Dokumente kopieren & übersetzen lassen.
- Packen und Gepäck wiegen – notfalls Sperrgepäck anmelden (weniger ist mehr).
- Wer fährt Sie zum Flughafen?
- Ggf. Wohnungsübergabe

Die Erfahrung von damals hat mich gelehrt, dass alle Länder – egal wo auf dem Globus – gute Ärzte und Krankenhäuser haben und dass man im Notfall als Deutscher mit einer deutschen Krankenkassenkarte und Versicherung überall erstklassig behandelt wird. Ferner ist vieles leichter, wenn man es **nicht** im Vorfeld zerdenkt, sondern sich auf die neue Situation und das Land komplett einlässt.

Vieles klärt man tatsächlich am leichtesten vor Ort. Im Grunde muss man sich seinen Auslandsaufenthalt vorstellen wie in eine andere deutsche Stadt zu ziehen. Auch dort muss man sich ein neues Netzwerk aufbauen und das kann man häufig am besten basierend auf Empfehlung anderer Einheimischer.

Haben Sie also keine Angst und Sorgen, sondern lassen Sie sich komplett auf die neue Situation ein und glauben Sie fest daran, dass es keine Probleme geben wird. Es wird Lösungen geben, neue Erfahrungen und Ansätze.

Bedenken Sie, dass Sie als Arbeitnehmer oder Student nicht immer Einfluss auf Ihren Auslandsaufenthalt bzw. die Destination haben. Meist werden einfach nur die Bereitschaft und Flexibilität seitens des Arbeitgebers oder der Universität abgefragt. Je offener Sie sich zeigen, desto karrierefördernder wirkt sich Ihr Auslandsaufenthalt in der Regel aus.

Ich selbst hätte damals wahrscheinlich auch nicht in die Türkei, nach Ägypten oder Tunesien ziehen wollen. Als ich aber erst einmal angekommen war und mich integriert und eingelebt hatte, gab es mir das Gefühl genau am richtigen Ort zu sein.

Also lassen Sie sich überraschen und nehmen Sie die Herausforderung bereitwillig an!

Sollten Sie in ein **Entwicklungsland** ziehen, dann bedenken Sie bei Ihrer Planung und beim Kofferpacken an ein paar weitere Kleinigkeiten:

- Wir denken über **Hygiene** wie das regelmäßige Händewaschen im Grunde gar nicht nach, weil es für uns selbstverständlich ist und **Wassermangel** ein unbekanntes Phänomen:

- Nehmen Sie Desinfektionsflüssigkeit mit (bekommen Sie in der Apotheke für ca. 4 € pro Flasche), die Ihre Hände sauber halten im Fall, dass Sie kein Wasser haben.

- Nehmen Sie Feuchttücher bzw. feuchte Waschlappen mit, so dass Sie sich damit waschen können, wenn mal kein fließendes Wasser bereitsteht.

- Haben Sie immer 1-2 l. Trinkwasser dabei. Damit können Sie notfalls kochen oder sich die Zähne putzen.

- Trockenshampoo ist ein neuer Trend in Deutschland. Sie erhalten es in Drogerien, bei Parfümerien und Friseuren. Es ist zudem praktisch, wenn Sie Wassermangel haben oder nur eine bestimmte Menge Wasser, die ggf. nicht immer reicht, um sich den Kopf zu waschen.

- Überlegen Sie, wie Sie Ihre Wäsche sauber und frisch halten ohne Waschmaschine. REI in der Tube, Gallseife, Frische-Spray (z. B. von „Denk mit“

bei DM oder von Fébréze) sind eine gute Alternative.

- Bei **Apotheken** sind wir es gewöhnt alles zu bekommen oder zumindest bestellen zu können. I.d.R. werden unsere Apotheken sogar innerhalb weniger Stunden noch am selben Tag beliefert. Für gewöhnlich sind wir nicht vertraut mit der Situation, Medizin nicht zu erhalten, weil es diese im Land nicht gibt.

- Informieren Sie sich vor Abreise über Apotheken vor Ort und deren Repertoire an Medizin. Evtl. kann Ihnen Ihr/e Arzt/Ärztin dabei helfen oder Tipps geben. Ebenfalls das Auswärtige Amt oder Fremdenverkehrsämter können Ihnen hierbei zur Seite stehen. Sollte es Ihr Insulin beispielsweise nicht vor Ort geben, so haben Sie im Vorfeld die Möglichkeit mit Ihrem Arzt Alternativen zu besprechen oder sogar auszuprobieren.

- In der Regel gilt, dass man ruhig auf die medizinischen Produkte im Land vertrauen soll und sich gar nicht so viel aus dem Heimatland mitnehmen sollte.

  Als ich in Ägypten lebte, erkrankten immer wieder viele Touristen an der berühmten „Magen-Darm-Krankheit“. Dabei beobachtete ich, dass deutsche Produkte schlechter bis gar nicht anschlugen, während die einheimische Medizin sofort Wirkung zeigte.

Nichts desto trotz empfehle ich Ihnen für längere Aufenthalte eine kleine „Hausapotheke“ mitzunehmen. Dabei sein sollten:

- (Kopf-)Schmerztabletten
- Halsschmerzpastillen
- Pflaster, Verband, Desinfektionsspray
- Bite Away (gegen Mückenstiche)
- Fenchel- & Kamillenteebeutel
- Fieberthermometer
- Kühl-Pack

- Stromausfall ist bei uns selten und sollte dieser vorkommen, ist das Problem schnell behoben.

  Nehmen Sie sich für alle Fälle Streichhölzer und Teelichter mit.

  Leuchtstäbe helfen Ihnen ein ganzes Zimmer zu beleuchten oder gar auf sich Aufmerksam zu machen, wenn Sie in Not sind.

  Es gibt fluoreszierende Aufkleber zu kaufen. Damit können Sie die wichtigsten Schubladen bekleben und finden bei Stromausfall in der Dunkelheit sofort alles, was Sie brauchen wie z. B. Ihr Insulin oder Blutzuckermessgerät.

  Eine Taschenlampe mit Batterien oder mit Selbstantrieb.

- Schreiben Sie sich nach Ankunft in Ihrer Destination die Nummer Ihres Stromanbieters auf oder speichern Sie diesen im Handy. Dort können Sie nachfragen, wann der Strom wieder funktioniert.

- Ein Handy-Ladegerät für Ihr Auto kann sich nützlich machen, um im Notfall zur Außenwelt Kontakt aufrecht zu erhalten.

- Wenn Sie im Zielgebiet angekommen sind, sorgen Sie für eine Vorratskammer mit ausreichend Wasser und Konserven, die Sie im Notfall über ca. 1 Woche versorgen können.

- Manchmal sind Stromausfälle vorhersehbar. Füllen Sie in solchen Fällen vorsorglich Wasser in die Badewanne. Dann können Sie es zum Spülen der Toilette verwenden.

- Krankenschwestern gehören für uns ins Krankenhaus genauso wie Pfleger/innen, feste Mahlzeiten und ein frisch bezogenes Bett.

  Nicht in jedem Land ist es üblich, dass man einen Anspruch auf eine Krankenschwester hat. Sogar in Griechenland (EU) habe ich es erlebt, dass Verwandte der Kranken für die Verpflegung sorgen mussten sowie für frische Bettbezüge.

Bringen Sie die Versorgung im Vorfeld in Erfahrung. Sollte Ihnen in Deutschland niemand einfallen, der Ihnen im Notfall zur Seite stehen und Sie versorgen könnte, reden Sie mit Ihrer Krankenkasse, Ihrem Arbeitgeber oder sonstigen Kontakten, die Sie im Zielgebiet haben.

Verfügen Sie bis dato über keinerlei Kontakte ins Zielgebiet, versuchen Sie ggf. online über einen Chat mit jemanden Kontakt aufzunehmen und das Thema zu besprechen.

- **Diebstahl** kommt überall vor. Ihr Gepäck kann immer und überall verloren gehen. Insbesondere als Diabetiker sollte man daher das wichtigste doppelt haben und eine Ausführung im Rucksack mitführen.
- Überlegen Sie sich daher im Vorfeld genau Ihre Gepäckaufteilung und besorgen Sie sich von Ihrem Arzt eine Bescheinigung Ihre Medizin im Handgepäck mitführen zu dürfen. In Ihren Rucksack oder Handgepäck gehören (am besten ausreichend für eine Überbrückungszeit von notfalls vier Wochen):
    - Blutzuckermessgerät mit einem Satz Batterien
    - Blutzuckerstäbchen
    - Lanzetten
    - Insulin

- Traubenzucker (min. 3 Pakete)
- Desinfektionsspray oder -gel
- Handy
- Separat geführtes Telefon- und Adressbuch (nicht immer können Sie Ihr Handy im Ausland sofort in Betrieb nehmen)
- Laptop oder I-Pad
- Eine Kleidungsausrüstung für einen Tag/Nacht
- Zahnbürste & -pasta
- Haarbürste & Feuchtigkeitscreme
- Geld & die Hälfte Ihrer Kredit- oder EC-Karten (die andere Hälfte woanders unterbringen, so dass Sie im Fall des Diebstahls etwas zur Hand haben).
- Ausweis
- Diabetikerausweis in mehreren Sprachen

* Der **Notruf** ist bei uns in Deutschland immer besetzt und wird innerhalb weniger Sekunden mit Sicherheit beantwortet.

* Wie man beim Beispiel des Massakers in Tunesien 2015 gesehen hat, ist es leider nicht überall üblich einen Notruf umgehend zu beantworten und darauf zu reagieren.

Überlegen Sie sich daher, wen Sie im Notfall kontaktieren können.

Da ich meist niemanden vor meiner Abreise im Zielgebiet kannte, habe ich dieses Thema zwar auf dem Schirm gehabt, aber meist in den ersten zwei Monaten vor Ort entschieden (entscheiden können). Eine Bekanntschaft hatte sich dann zu einer Freundschaft entwickelt und ich habe sie über meinen Diabetes aufgeklärt. Ferner habe ich die Leute dann auch immer gefragt, ob ich sie im Notfall anrufen und sie mir helfen könnten.

Ein weiterer Vorteil war, dass es sich bei meinen Freundschaften um Einheimische handelte, die nicht nur die Sprache, sondern auch das System perfekt kennen und entsprechend handeln und eingreifen könnten.

Mit diesen Beispielen impliziere ich bereits die gravierendsten Unterschiede, die es in einigen Ländern im Vergleich zu Deutschland geben kann und welche man im Vorfeld in Erfahrung bringen sollte.

Weiterhelfen können Ihnen hierbei immer das Auswärtige Amt oder die Fremdenverkehrsämter der jeweiligen Destination. In Zeiten des Internets ist es ebenfalls nützlich im Vorfeld zu recherchieren oder sogar vor der Reise Freundschaften zu schließen und damit Einheimische zu befragen wie was genau funktioniert.

## URLAUB GENIESSEN

Der größte Unterschied zu einem längeren Auslandsaufenthalt besteht im Urlaub darin, dass Sie alle Ihre notwendigen Medikamente für Ihren Urlaubsaufenthalt komplett mitnehmen können. Das können Sie ganz einfach im Vorfeld mit Ihrem Diabetologen und der Krankenkasse besprechen und arrangieren. Ferner brauchen Sie sich keine großen Gedanken über die medizinische Infrastruktur vor Ort zu machen und können allem vorbeugen, indem Sie sich selbst gut vorbereiten und mit dem Notwendigsten ausrüsten. Neben Ihrem Insulin sollten Sie vor allem an Ihre Impfungen und an eine Auslandsversicherung denken.

Im Vergleich zu längeren Auslandsaufenthalten, betätigen sich viele Menschen im Urlaub überdurchschnittlich sportlich und frönen intensiv **körperlichen Aktivitäten** zu denen Sie sonst im Alltag nicht kommen.

**Nachfolgend ein paar Tipps speziell für Ihren Urlaub:**

### 1. INSULINDOSIS ANPASSEN

- Denken Sie hier insbesondere daran, dass sich Ihr Insulinbedarf in der Sonne und vor allem beim Sport verändert. Bei Hitze kann Insulin stärker wirken. Die Kombination **Sonne und**

Sport wirkt sogar noch massiver auf Ihr diabetisches System ein, so dass Sie sich in den ersten Tagen lieber weniger spritzen, Ihren Wert beobachten und notfalls nachkorrigieren sollten, anstatt Gefahr zu laufen massiv zu unterzuckern.

2. **VIEL TRINKEN**

- Jeder verliert mehr Wasser, wenn es heiß ist und wenn man zusätzlich aktiv ist. Als Diabetiker eignet sich der erhöhte Trinkbedarf, um Saftschorlen einzubauen, die gleichzeitig vor Hypoglykämien (Unterzuckerungen) schützen.

3. **INSULIN PEN & PUMPE**

- Bei viel Hitze und Transpiration löst sich der Katheter zur Insulinpumpe gelegentlich. Packen Sie zusätzlich Katheter und vor allem Pflaster ein. Haben Sie keine Möglichkeit dazu, raten diabetische Spitzensportler, sich morgens direkt mehrere Katheter zu legen, um im Notfall zu einem funktionierenden zu wechseln.

- Sind Sie mit einem Pen unterwegs, dann empfehle ich Ihnen vor Abreise eine schlanke kleine Kühltasche für Medizin mitzunehmen. Sehr empfehlenswert ist auch der Temperatur-Sensor von MedAngel.

- Für alle Fälle empfehle ich Ihnen auch Einwegspritzen mitzunehmen.

***INSIDER TIPP & ANEKDOTE:***

Ende 2014 bin ich im sechsten Monat schwanger auf die Seychellen geflogen. Das Traumdomizil empfing uns mit 90% Luftfeuchtigkeit. Über 12 Jahre lang habe ich mich mit Insulin-Pens behandelt und erst seit Schwangerschaftsbeginn auf Empfehlung meiner Ärztin eine Insulinpumpe erhalten. Meine Erfahrungen dahingehend waren entsprechend gering und so nahm ich neben den Pumpen-Hilfsmitteln auch mein „altes Pen-System" mit – nur so als „doppelten Boden", dachte ich mir. „Gott sei Dank", sage ich heute! Die Luftfeuchtigkeit führte dazu, dass selbst bei leichten Bewegungsabläufen der Körper so stark transpirierte, dass kein Pflaster der Welt den Katheter an meinem Körper halten wollte. Bereits nach dem 2. Tag rechnete ich aus, dass meine mitgebrachten Hilfsmittel bei derartig vielen „Katheterwechsel" nie und nimmer ausreichen würden, denn im Grunde musste ich durch die schlechte Haltung fast alle 2-3 Stunden einen neuen Katheter legen. Panik durchlief mich – schließlich war ich hochschwanger.

In der Schulmedizin heißt es man dürfe den Katheter/Transfer zur Insulinpumpe ca. 3 Stunden pro Tag ablegen. Ich sah für mich keine andere Wahl als hier eine Bewältigungsstrategie zu entwickeln, die mir und dem Baby helfen würde, den Traumurlaub zu genießen und vor allem, gesund zu überstehen.

Gesagt getan: Ich legte abends zum Abendessen meinen Katheter frisch an – auf möglichst frisch geduschte, kühle und TROCKENE Haut. Zum Essen und über die Nacht war ich damit perfekt versorgt. Bereits am Morgen hing das Pflaster schon nur noch halb an mir. Ich zog mir dann zum Frühstück etwas Engeres drüber – Hemd oder Hose – die das Pflaster mit dem Katheter an mich drückten, so dass ich noch für das Frühstück per Pumpe spritzen konnte.

Im Grunde ließ ich danach geschehen, was geschehen sollte.... Ich ließ den Katheter so lange dran, bis er sich von selbst durch die Hitze löste – meist war das nur 1 Stunde nach dem Frühstück. Ab jetzt nahm ich mein „altes System“ zur Absicherung her. Ich trank Wasser ohne Ende, bewegte mich mäßig aber stetig: Ich ging schwimmen, schnorcheln und machte lange Spaziergänge. Jede Stunde habe ich meinen Zucker gemessen. Ich aß bei 80-100 mg immer wieder ein Obststück, was mich auf dem Zuckerniveau hielt und mittags aß ich kohlenhydratarm. Sofern mein Zucker auf oder über 180 mg ging, korrigierte ich vorsichtig mit meinem Pen und trank wie immer viel Wasser.

Man mag es kaum glauben, aber ich hatte Spitzenwerte und meine Pumpenhilfsmittel reichten exakt bis zum Urlaubsende. Ich war heilfroh darüber!

## 4. ZEITVERSCHIEBUNG

- Besprechen Sie bei Reisen in eine andere Zeitzone mit dem Arzt, ob und wie Sie Ihre Insulin- oder Tablettendosis anpassen sollten. Bei Flügen nach Westen verlängert sich der Tag, sodass man beispielsweise mehr Insulin braucht. Bei Flügen nach Osten wird der Tag kürzer und man muss die Dosis senken.

## 5. DOKUMENTATION

- Tagebücher liegen mir nicht, aber heute gibt es auch viel elektronische Unterstützung, ob vom Blutzuckermessgerät oder Handys.

Sollte es Ihnen dennoch schwer fallen eine regelmäßige Auflistung Ihrer Blutzuckerwerte zu führen, versuchen Sie es aber unbedingt im Urlaub. Sollte etwas passieren, können Ihnen die Ärzte vor Ort besser helfen und sofort Hilfe leisten.

Abschließend möchte ich Ihnen noch mit auf den Weg geben, dass Sie sich im Urlaub entspannen sollen – also lassen Sie sich nicht von Ihrem Diabetes gängeln! Es kann Ihnen nichts passieren, was man nicht auch im Ausland wieder in den Griff bekommt!

Geht doch mal was schief, beispielsweise verlieren Sie Ihr Insulin im Ausland oder verdirbt es, suchen Sie einfach einen Arzt oder ein Krankenhaus auf, wo Sie qualifizierten Ersatz erhalten. Im Notfall hilft auch immer die deutsche Botschaft. Schreiben Sie sich sicherheitshalber vor Abreise den Handelsnamen und die Herstellerfirma Ihres bevorzugten Präparates auf und notieren Sie sich das Symbol sowie den Produktionscode Ihres Produkts, da diese Bezeichnungen weltweit identisch sind.

## LANGE FAHRTEN & FLÜGE

Nachfolgend meine Empfehlung der Herangehensweise:

- **Messen Sie immer vor Antritt Ihrer Reise** Ihren Blutzucker. Dieser sollte stabil zwischen 100 – 120 mg liegen. Sofern Sie unter 100 mg sind, essen Sie ein Stück Obst oder trinken Sie eine Schorle vor Fahrtantritt, um „auf der sicheren Seite“ zu sein.
- Staffieren Sie Ihr Auto aus, so dass Sie notfalls an alles Notwendige vom Fahrersitz aus rankommen:
- Saft für Notfälle in eine Trinkablage

  (Saft ist im Notfall leicht zu öffnen und schnell zu schlucken. Traubenzucker lässt sich am Steuer einhändig schlecht öffnen ohne abgelenkt zu sein – insbesondere, wenn man ggf. zittert.
- Legen Sie Ihre Diabetestasche mit allen Utensilien auf den Beifahrersitz.

- Wasser & Zwischenmahlzeit in ebenfalls greifbarer Nähe – z. B. auf den Beifahrersitz.
- Sofern Sie fliegen, nehmen Sie aufgrund des Verbots der Flüssigkeitsmitnahme, Traubenzucker statt Saft mit! Auch hier sollten Sie sich in einem Rucksack oder einer Handtasche eine Zwischenmahlzeit mitnehmen sowie natürlich Ihre Diabetestasche.
- Planen Sie bei Autofahrten regelmäßig Pausen ein, wo Sie in Ruhe Ihren Blutzucker messen und essen können. Es ist nicht nur gesünder, sondern gibt Ihnen mehr innere Ruhe.
- Sollte es zu einem Unfall und anschließend zu einer Rechtsfrage oder einen Rechtsstreit kommen, hilft Ihnen ein gut gepflegtes Blutzuckertagebuch.
- Falls es Ihnen an Bord beim Fliegen schlecht werden sollte, schämen Sie sich nie einer Stewardess diskret Bescheid zu geben. Sie kann ein Auge auf Sie haben oder Ihnen beiseite stehen, helfen Sie zu beruhigen, abzulenken oder Ihnen etwas zum Naschen geben.

  Mir ist es auch einmal so ergangen auf einem Langstreckenflug von Frankfurt nach Bali. Umso mehr man das Gefühl hat, dass etwas nicht stimmt, man es aber nicht korrigieren kann bzw. lokalisieren kann, desto schlimmer wird das Gefühl der Hilflosigkeit und Panik kommt auf.

Seien Sie sich im Klaren darüber, dass Sie im Flugzeug niemals alleine sind. Es gibt zu hoher Wahrscheinlichkeit immer einen Arzt an Bord, der im Notfall ausgerufen werden kann. Ferner sind die Stewardessen professionell geschult. Im Zweifelsfall können diese immer über Funk mit einem Spezialisten sprechen. Darüber hinaus hilft es tatsächlich, wenn man mal aufsteht, durch die Gänge läuft und – vor Ausbruch der Panik – notfalls ein Glas Alkohol zur Beruhigung trinkt.

- Wenn Sie eine längere Autofahrt alleine antreten, so versuchen Sie jemandem Bescheid zu geben, wann und wohin Sie fahren. Es ist immer gut, wenn jemand darüber Bescheid weiß, wo Sie sind, falls doch mal etwas passieren sollte. Schicken Sie doch bei Abfahrt und bei Ankunft eine kleine „SMS“ und verabreden Sie einen Handlungsplan, sofern diese „SMS“ nach geraumer Zeit nicht eintreffen sollte.

- Haben Sie eine Freisprechanlage? Oder können Sie Ihr Handy mit Bluetooth verbinden? Speichern Sie doch die wichtigsten Telefonnummern unter einer Kurzwahl ein. Sollte es Ihnen nicht gut gehen, dann klingeln Sie durch.

Ich hatte auch mal so eine Situation auf dem Weg von Dortmund zurück nach Frankfurt. Damals gab es noch keine Handys mit Navigationsgeräten, GPS oder Ähnliches. Es kribbelte in meinem ganzen Körper vor Unwohlsein. Noch 30 km zur nächsten Raststätte, zusätzlich Schneesturm, der es relativ unmöglich machte auf einem Seitenstreifen zu halten. Ich überlegte mir innerlich, was ich sagen sollte, wenn ich einen Notruf absetzen müsste. So fing ich erstmals an überhaupt darauf zu achten, wo ich denn war.

Achten Sie immer auf Autobahnschilder entlang Ihres Weges, wo steht, wo genau Sie gerade langfahren und wie viele Kilometer Sie von verschiedenen Städten entfernt sind. Selbst, wenn Ihr Handy funktioniert, kann es Sie beruhigen, weil es Ihnen ein Stück das Gefühl von „Situations-Kontrolle“ zurückgibt.

# KAPITEL 8

## ALLEINLEBEN MIT DIABETES

Die Anzahl der Singlehaushalte nimmt weltweit immer mehr zu. Ihr Anteil lag 2014 in Deutschland und Österreich bereits bei rund 37%. Die besondere Herausforderung für uns Diabetiker besteht darin, dass diese Erkrankung Risiken birgt wie z. B. die nächtliche Unterzuckerung.

Insbesondere für diejenigen, die alleine leben ist es daher elementar wichtig die bereits mehrfach angesprochenen Symptome einer Unterzuckerung wie Zittern und Schwindel zeitnah und klar zu erkennen, um einer Bewusstlosigkeit vorzubeugen.

Für alle, die krank sind und alleine stehen, soll es jedoch auf keinen Fall bedeuten in Angst oder mit vielen Einschränkungen zu leben. Im Gegenteil! Sie minimieren Ihr Risiko, erhöhen Ihr Selbstbewusstsein sowie Ihr Sicherheitsgefühl, wenn Sie „Tür und Tor“ zu anderen öffnen und sich bewusst auf Notsituationen vorbereiten.

**Nachfolgend meine Bewältigungsstrategie:**

1. **Notfallutensilien**

Wie in Ihren Handtaschen oder Jacken, sollten Sie in Ihrem Haushalt diverse Dinge für den Notfall „bunkern“. Es eignet sich die Nachttischschublade für Traubenzucker, der Kühlschrank für Saft und ggf. Wohnzimmer oder Vorratskammer für Gummibärchen.

2. **Telefonnummern**

Speichern Sie die wichtigsten Telefonnummern in Ihrem Telefon ein und legen Sie Ihr Handy auf den Nachttisch. Für den Notfall eignen sich auch „Kurzwahl-Speicher“.

3. **Hausnotruf**

Beim Roten Kreuz kann jeder einen Hausnotruf-System beantragen. Sie erhalten damit entweder ein „Armband“ mit einem Notrufknopf oder einen Schalter, den Sie irgendwo hinlegen oder montieren können. Der große Vorteil daran ist, dass Sie im Notfall keinerlei Telefonate führen müssen. Sie drücken auf den Knopf und ein Krankenwagen ist umgehend auf den Weg zu Ihnen!

TIPP: Das Amazon Gerät ALEXA kann auch eingespeicherte Nummern und den Notruf für Sie auf Kommando wählen.

### 4. Diabetes-Ausweis

Tragen Sie immer einen Ausweis bei sich, der von Fremden im Notfall leicht bei Ihnen zu finden ist. Sollten Sie nicht mehr in der Lage sein, jemanden zu informieren bevor Sie das Bewusstsein verlieren, kann Ihr Ausweis die Erste Hilfe Maßnahmen vereinfachen und vor allem beschleunigen!

Alternativ können Sie sich auch modische Medizin-armbänder oder -ketten anlegen. Auf Instagram gibt es sehr viele Hersteller von denen ich vorher noch nie gehört habe, deren Produkte aber richtig chic sind. Einige Beispiele: #medicalidbracelet, #stampingstreet, #americanmedicalid, #Laurenshopeid

### 5. Blutzucker messen & sichtbar aufschreiben

Ich messe in unsicheren Situationen vermehrt meinen Blutzucker, d.h. halbstündlich bis stündlich. Dann schreibe ich alles auf ein Blatt Papier. Gerne notiere ich dazu auch meine Gefühle (Schwindel, Übelkeit etc.). Ferner notiere ich meine Insulinmengen und alles, was für Fremdhelfer hilfreich sein könnte, wenn ich selbst nicht mehr in der Lage sein sollte zu kommunizieren. Das Stück Papier lege ich dann in meine Nähe, je nachdem wo ich mich gerade befinde!

### 6. Aktivitäten & Ausrüstung planen

Wenn ich Sport mache oder Ausflüge unternehme wie beispielsweise einen Wandertag, dann schaue ich immer, dass mein Ausgangs-Blutzuckerwert nicht dem Nüchternwert entspricht, sondern etwas „Puffer“ hat. Mit 150 mg fühle ich mich stabil, um einen aktiven Tag zu starten. Je nach Aktivität nehme ich mir entsprechend „Zucker-Stoff“ mit.

Viel Flüssigkeit z. B. Schorlen sind in meinem Gepäck. So füge ich meinem Körper in regelmäßigen Abständen immer wieder etwas Zucker zu und halte mich stabil. Ca. 0,5 l pro Stunde. Ferner habe ich immer Traubenzucker, Obst, Saft pur, Müsli oder Power-Riegel mit dabei. Meine Devise ist: Lieber zu viel als zu wenig mitnehmen!

Dennoch bemühe ich mich immer im Vorfeld auch schon einmal meine Wanderrouten anzuschauen und abzuschätzen, wie lange ich zur nächsten Alm brauche und wann bzw. wie viele Pausen voraussichtlich notwendig sein werden! Je besser ich vorbereitet bin, desto sicherer und besser verläuft der Tag!

### 7. Kontakte informieren

Wenn ich verreise oder Ausflüge unternehme sage ich immer irgendwelchen Freunden oder Bekannten von mir Bescheid. Ich bitte sie, mich um eine bestimmte Uhrzeit oder an einem bestimmten Tag anzurufen oder vorbei zu kommen, um sicher zu stellen, dass alles in Ordnung verlaufen ist und es mir gut geht.

## 8. Vertrauenspersonen pflegen

Wenn Sie ein alleinstehendes Elternteil im gehobenen Alter haben und nicht in unmittelbarer Nähe wohnen, kennen Sie vielleicht das Gefühl der Unsicherheit, wenn Ihre Mama oder Ihr Papa über einen längeren Zeitraum nicht erreichbar zu sein scheint. Wie gerne hätte man dann den Draht zu jemandem im unmittelbaren Umfeld, den man bitten könnte, mal nach dem Rechten zu schauen.

Auch für einen selbst ist eine solche Vertrauensperson goldwert, gerade wenn man alleinstehend ist. Jemand, der einfach regelmäßig „hallo“ sagt und nach Ihnen schaut. Sollten Sie mal unbemerkt in eine Notsituation geraten, kann Ihnen eine solche Vertrauensperson das Leben retten. Sprechen Sie das Thema auch unbedingt genauso offen und ehrlich an und informieren Sie diese Vertrauensperson, was im Notfall zu tun ist oder wer kontaktiert werden muss.

Sind Sie vorbereitet?

Na dann genießen Sie Ihren Singlehaushalt ohne Vorbehalte!

## DIABETES IN DER BEZIEHUNG - EIN OFFENES WORT

Wenn man jemanden kennen lernt, der einem sehr gut gefällt, dann will man in erster Linie seine beste Seite zeigen, um diesen Menschen von sich zu begeistern. Eine chronische Krankheit mit all Ihren „Tiefen" ist sicherlich selten das beliebteste Einstiegsthema. Vielleicht erwähnen Sie Ihre Krankheit – bewusst oder unbewusst - oder Ihr Herzensmensch bekommt es bei den ersten Treffen mit, dass Sie Diabetes haben – doch in den seltensten Fällen würde man als Betroffener diese Krankheit „en detail" erläutern oder negativieren, oder?

Viele spielen den Diabetes am Anfang herunter. Pauschal formuliert würde ich meinen, wir Diabetiker versuchen unsere Krankheit anfangs als harmlos herunterzuspielen, um unsere Attraktivität – und damit unsere Chancen – nicht zu mindern. Generell ist es sicherlich nicht anziehend, wenn man mit „Problemen" ins „Haus fällt". Ich habe viel im Internet zu diesem Thema recherchiert und in Foren gelesen. Nachfolgend fasse ich die gesammelten Statements wie folgt zusammen:

Gibt es Vorerkrankungen, die das gemeinsame zukünftige Leben beeinträchtigen bzw. die Lebensqualität mindern, z.B. keine Kinder zeugen oder bekommen zu können, eine verkürzte Lebenszeit oder eine bevorstehende Behinderung zu haben, so sollte man es der Fairnesshalber umgehend ansprechen, bevor es zu einer festen Beziehung kommt, weil es unter anderem nicht nur Verständnis, sondern auch Unterstützung des Partners erfordert.

Unverständlicherweise habe ich in den Foren jedoch auch mehrmals Diabetes in den Auflistungen gefunden mit der Begründung, dass es auch eine chronische Erkrankung ist, die sich unmittelbar und dauerhaft auf die Beziehung und die Zukunft des Paares auswirken würden. Der Diabetes mindere die Lebensqualität und der Partner müsse dauerhaft Rücksicht nehmen.

Dieser Aussage widerspreche ich persönlich. Um mich jedoch von meiner subjektiven Sichtweise als selbst Betroffene zu distanzieren, habe ich verschiedene Leute zu diesem Thema befragt. Folgende Empfehlungen wurden gegeben:

- In der Kennenlernphase muss man den Diabetes **nicht** pro-aktiv erwähnen. Messen Sie jedoch wie gewohnt Ihren Zucker – doch wahren Sie für das Spritzen zu Anfang besser Diskretion und gehen Sie auf die Toilette (am besten auch als Pumpenträger).

- Sollte es absehbar ernster zwischen Ihnen und Ihrem Schwarm werden, beweisen Sie Mut und sprechen Sie das Thema Diabetes an.

*„Wie Du eventuell bemerkt hast, gehe ich oft auf die Toilette vor dem Essen.... Ich denke, Du solltest wissen, dass ich Diabetes Typ 1 habe und mich regelmäßig spritzen muss."*

- Vermeiden Sie bei der Offenbarung die Erläuterung zu vieler Details, fassen Sie sich kurz und stellen Sie klar, dass Sie gut mit dieser Krankheit zurechtkommen.
- Gehen Sie nur auf Risiken im Gespräch ein, wenn Sie pro-aktiv gefragt werden.
- Vermeiden Sie Dramaturgie in Ihrer Darstellung. Den Umgang mit Diabetes kann schließlich jeder lernen – das gilt nicht nur für Sie, sondern auch für Ihren Partner. Führen Sie Ihren Partner deshalb langsam an das Thema heran.

Natürlich habe ich dieses Thema auch mit meinem Partner besprochen und gefragt wie er es denn heute – über fünf Jahre später – beurteilt, mit einer Diabetikerin zusammen zu sein. Trägt er viel Verantwortung? Mindere ich seine Lebensqualität oder Zukunftspläne?

Nein, nein und nochmals nein.

Sicherlich gibt es schwierige Zeiten und es gab auch Situationen, wo mein Freund genervt von mir und meiner Krankheit war, weil ich zum Beispiel irgendwelche Pläne durchkreuzte wegen einer plötzlichen Unterzuckerung oder ich aufgrund Überzuckers und Ketoazidose ins Krankenhaus musste. Doch das sind Ausnahmen, die selten vorkommen. Jedes Mal habe ich mir im Grunde selbst helfen können. Die Unterstützung meines Partners in diesen Situationen passiert schließlich freiwillig und aus Liebe zu mir. Ferner kann ich genauso umgekehrt sagen, dass es Situationen gibt, die mich an meinem - gesunden – Freund gelegentlich nerven. Nehmen wir Fahrrad-, Auto- oder Handwerkerunfälle oder Partys auf denen er versackt und der Kater mit dem Sodbrennen am Tag danach.

Die Themen und Situationen bei uns Diabetikern sind je nach Handhabung unserer Krankheit relativ vorhersehbar – während die Dinge bei unseren Herzensmenschen willkürlich passieren. Dennoch ist die gegenseitige Unterstützung doch Basis einer normalen und gesunden Beziehung. Von einer Beeinträchtigung der Lebensqualität oder Zukunft kann man entsprechend weder beim Einen noch beim Anderen sprechen. Klar ist jedoch, dass eine Partnerschaft am meisten Früchte trägt, wenn sich keiner „hinters Licht geführt" bzw. belogen fühlt. Damit möchte ich Ihnen Mut für ein offenes Wort zusprechen. Bleiben Sie sich treu und wenn Sie Ihren Diabetes als Teil Ihres tollen Selbst verkörpern, so gibt es objektiv betrachtet keinen Grund, Sie weniger attraktiv und toll zu finden - im Gegenteil!

## KONFLIKTE + HAUSHALTSCHECK

Das Sie als Diabetiker oder als Bezugsperson eines Diabetikers auf eine gesunde und ausgewogene Ernährung achten sollten, muss ich Ihnen nicht erklären – dafür gibt es bereits hunderte von Ratgeberbüchern.

Haben Sie häufig Unterzuckerungen und konsumieren entsprechend Kohlenhydrate, um diese glimpflich zu überleben, dann ist eine regelmäßige Zufuhr gesunder Kohlenhydrate unverzichtbar, um diese Situation vorzubeugen. Ich kenne diesen inneren Konflikt sehr gut. Zwar bin ich normalgewichtig, doch wollte ich auch immer schon gerne *einmal* im Leben in „ultimativer Topform“ sein wie die Damen auf den Hochglanzmagazinen. Die Ernährung ausgewogen zu gestalten ist dabei eine Sache. Doch als Diabetiker die Kalorienzufuhr zu reduzieren, um abzunehmen, aber ohne in den Unterzucker zu geraten ist ein Balanceakt und nicht immer einfach.

Nicht selten erhielt ich für meine diätische Enthaltsamkeit gen Abend oder in der Nacht dann den Denkzettel und geriet in den Unterzucker. Die Kohlenhydrate, die ich dann in mich reinstopfte, machten meine Diät jedes Mal kaputt und das machte mich sehr oft wütend. Am meisten ärgerte mich, dass ich im Rausch des Unterzuckers meine Kohlenhydrataufnahme schlecht steuerte.

Im Unterzucker gerate ich oft in einen Zustand der Zügellosigkeit. Vergessen ist die Diät..., vergessen ist die gesunde Ernährung.... vergessen ist die Faustregel wieviel Kohlenhydrate man bei Unterzuckerungen tatsächlich zu sich nehmen sollte.... „Hand auf und in den Mund", bis ein wohliges, sicheres Gefühl auftritt. Die Gewissheit den Unterzucker überstanden zu haben! Gefolgt von einem maßlos schlechten Gewissen, weil man auf einmal auch wieder klar denken kann und merkt, dass man in den letzten 10 Minuten so viel Energie konsumiert hat wie im Grunde davor am ganzen Tag verteilt...

Wie man am besten „diätet" und dabei Hypoglykämien vermeidet, erläutere ich in einem späteren Kapitel nochmal explizit.

Jetzt komme ich erst einmal darauf zu sprechen, was Sie im Haus oder in Ihrer Tasche haben sollten, falls Sie plötzlich in den Rausch des Unterzuckers geraten. Ich verrate Ihnen, welche Portionen Sie dabei bereits im Vorfeld berücksichtigen können, damit Sie nicht vom Unter- in den Überzucker geraten, sondern direkt auf die Zielgerade kommen.

Wichtig für Ihren Haushaltscheck ist, dass Sie IMMER ein paar wenige Dinge für Notfälle im Haus haben, falls eine plötzliche Unterzuckerung Sie oder Ihren Angehörigen übermannt. In diesem Zusammenhang gilt es, das Vorhandensein gewisser Basis-

Lebensmittel auch mit Ihren „Mitbewohnern"/Familienmitgliedern zu klären.

Natürlich kann sich zum Beispiel jeder am Saft und den Bananen bedienen, doch es muss klar sein, dass immer etwas für den Diabetiker übrigbleibt und zwar genauso viel, dass 1-2 Unterzuckerungen überstanden werden können! Wie das geht bzw. um welche Mengen es sich da handelt, müssen Sie als Diabetiker klären. Dazu gebe ich Ihnen einige Tipps.

Anfangs fiel es meinem Lebensgefährten oft schwer, was übrig zu lassen. Doch während einer schwierigen Zuckerzeit schaute ich bevor ich zu Bett ging immer wieder nach, ob für den Notfall noch meine „Gegenmittel" vorhanden waren. Ich wurde „fuchs-teufelswild", wenn ich feststellte, dass nichts mehr da war und schickte meinen Freund kurzer Hand auch mal zur Tankstelle, um einen Saft oder ähnliches für Notfälle nachzukaufen. Ich wiederholte die Dringlichkeit der Vorräte immer und immer wieder, bis ich eines Tages wirklich schwer unterzuckerte ohne etwas daheim zu haben, weil mein „Schatz" zuvor nicht wiederstehen konnte und meine Vorräte verkonsumiert hatte. Das war der Moment indem ich Haushaltszucker in heißem Wasser auflöste, um mir kurzer Hand aus der Patsche zu helfen und es war ebenfalls der Moment an dem mein Freund endlich verstand, warum ich darauf bestand, dass er mir unbedingt etwas übrig lassen musste von gewissen Lebensmitteln!

Unterzucker für sich fühlt sich seltsam an. Einige merken es, weil ihnen flau, schummrig, schwitzig oder zittrig zu Mute ist. Wiederum andere bekommen einen absoluten Heißhunger, was besonders gefährlich ist, weil man dazu tendiert das Falsche in Übermaß zu essen. Zur letzten Sorte gehöre ich. Dennoch versuche ich mich in Unterzuckerphasen „zu belohnen" – der Unterzucker an sich ist ja bereits „Strafe" genug. Damit die Regulierung jedoch in Maßen geschieht und nicht gleich von der Unterzuckerkurve in den Überzucker reinsteuert, habe ich ein paar Sachen immer im Haushalt. Die Dosierung ist kinderleicht und im Grunde profitiert meine ganze Familie, die diese Dinge auch gerne mal konsumiert.

Wichtig ist, dass Sie immer im Hinterkopf haben, dass 1 Broteinheit (BE) ca. 10-12 g Kohlenhydraten (Khd) entspricht.

Um aus Ihrem Unterzucker herauszukommen empfehle ich Ihnen folgende BE-Zufuhr:

| | |
|---|---|
| Zwischen 60-70 mg Blutzucker | = 1 BE |
| Zwischen 50-60 mg Blutzucker | = 2 BE |
| Unter 40 mg | = 3-4 BE |

**Meine persönlichen Tipps:**

Mit dem Mittelmaß an 2 BE machen Sie im Grunde nie was verkehrt – insbesondere, wenn Sie das Gefühl haben schnell handeln zu müssen.

**Was Sie immer im Haus haben sollten:**

- Direktsaft oder Saftkonzentrat mit Minimum 10g Khd auf 100 ml.
- Ein kleines Glas mit ca. 0,2/0,3 ml dient als hervorragender Messbecher.
- Traubenzucker (= 2 Plättchen entsprechen 1 BE).
- Fruchtgummis (= z. B. 6 Haribo-Gummibärchen entsprechen ca. 1 BE).
- Bananen (=1 Banane entspricht je nach Größe ca. 1 - 1,5 BE).

**Für unterwegs:**

Die kleinen Saftflaschen von den Discount-Supermärkten sind super. Diese gibt es in der Größe von 0,3 ml und sind wieder schließbar.

Hat man mal eine kleinere Tasche dabei, so empfiehlt sich Traubenzucker einzustecken oder ein paar der kleinen Haribo-Päckchen, die es insbesondere für Kindergeburtstage gerne gibt. Ein Päckchen entspricht ziemlich genau 1 BE.

# KAPITEL 9

## ERNÄHRUNGSUMSTELLUNG

Schon oft habe ich mir gedacht, dass der **Diabetes vielleicht mehr mein Leben gerettet als gefährdet** hat. Denn wann geht ein vermeintlich gesunder Mensch schon zum Arzt? Wir Diabetiker treten jedes Quartal in der Praxis an. Von Blut, bis Urin, über Gewicht und Wohlbefinden wird alles überprüft, dokumentiert und hinterfragt.

Dabei möchte ich an dieser Stelle nur jedem empfehlen, sich mit den **deutschen Vorsorgeuntersuchungen** vertraut zu machen. Kaum ein anderes Land bietet so viel kostenlose Leistungen an, die zweifellos lebensrettend sein können. Wenden Sie sich hierfür ganz einfach an die Verbraucherzentrale und fragen Sie nach den kostenlosen Gesundheitschecks.

https://www.verbraucherzentrale.de/wissen/gesundheit-pflege/krankenversicherung/frueherkennung-von-krankheiten-kostenlose-gesundheitschecks-10429

Als Diabetiker – gleich welcher Typ – wird einem immer wieder eine **gesunde, diätische Ernährungsweise** ans Herz gelegt. Das heißt nicht ausschließlich, dass man damit abnehmen soll. Es geht vielmehr um die Änderung von Lebensweisen, die es umzukrempeln gilt, um „schlechte Angewohnheiten“ zu überdenken und langfristige Folgeschäden zu vermeiden.

Ich persönlich finde dieses Thema sehr spannend. Auch ich kämpfe immer wieder mit meinem Gewicht wie viele andere. **In der Tat beeinflusst mein Körpergewicht auch unmittelbar die Menge an Insulin, die ich mir pro Broteinheit (BE) spritzen muss.** Darum habe ich ein Auge auf meine Ernährung, liebe es Rezepte und Diäten aller Art auszuprobieren und versuche mein Gewicht nicht eskalieren zu lassen. Bis auf meine letzte Schwangerschaft hat das auch funktioniert.

**War Ihnen beispielsweise bewusst, dass Insulin schließlich auch ein Anabolikum ist?** Das bedeutet, dass man zunimmt, wenn man „zu viel“ davon nimmt.

Während meiner Schwangerschaft stieg mein Insulinbedarf auf bis zu letztlich 270%. Es war ein Teufelskreislauf und mir wurde zum ersten Mal bewusst, was Insulinresistenz und die Wirkung des Insulins als Anabolikum auf meinen Körper (und mein Kind) bedeutete. So brachte ich am Ende mit einer Körpergröße von 177cm satte 96 kg auf die Waage und mein Kind kam „makrosom“ (sehr groß und schwer) auf die Welt. Bereits während der Schwangerschaft beschäftigte ich mich intensiv mit verschiedensten ernährungstechnischen Möglichkeiten. **Als Diabetiker mussten es jedoch unbedingt „Ernährungs-Hacks“ sein, die Kalorien einsparen, mir aber dennoch ausreichend Energie schenken, um viele Unterzuckerungen zu vermeiden.**

**Nachfolgende Tipps sind für jeden geeignet, der sich gesund ernähren will.** Diejenigen unter Ihnen, die abnehmen möchten, sollten ebenfalls von diesen Kniffen Gebrauch machen.

**Alternative Butter = Frischkäse und Margarine**

Ja, „leichte“ und fettarme Produkte sind empfehlenswert und manchmal das „Zünglein an der Waage“.

- Versuchen Sie Maßeinheiten zu ersetzen. Z. B. die Menge eines Teelöffels (TL) pro Brot.
- Übrigens: Selbst die „Doppelrahmstufe“ beim Frischkäse hat 60% weniger Fett und Kalorien als Butter.

**Sahne-Alternativen = Frischkäse, Kokosnussmilch, Kartoffeln**

- Wenn Sie Fleisch angebraten haben, geben Sie einen Esslöffel (1 EL) Frischkäse oder 1 EL leichte Kokosnussmilch in Ihren Pfanne oder Bräter. Es lassen sich damit hervorragende Soßen machen, die genauso geschmacksintensiv sind.

- In Suppen eignen sich auch fein geriebene Kartoffeln oder pürierte Kartoffeln hervorragend als sämiges Bindemittel.

**Panaden-Alternative: Haselnüsse und Ei**

- Lassen Sie die Semmelbrösel, das Mehl und das Öl im Schrank! Hacken Sie (am besten mit einer Küchenmaschine) Haselnüsse bröselig und verwenden Sie diese als Alternative. Sie brauchen auch kein Mehl mehr. Einfach in Eigelb tauchen, dann in Haselnusssplittern wenden und direkt in den Ofen mit meist ~20 Minuten bei 200° Grad - KÖSTLICH.
- Alternativ empfehle ich auch immer wieder Fleisch einfach in „natur“ zu essen.

**Wasser statt Öl ODER: nur 1 TL bis max. 1EL Öl**

- Gutes Öl ist durchaus gesund. Doch muss man es deshalb nicht üppig überall verteilen! Es hat sehr viele Kalorien und ist auch bei Salaten häufig der versteckte „Dickmacher“. Wenn Sie Salate anmachen oder etwas in der Pfanne abraten, verwenden Sie 1 TL – 1 EL. Klingt wenig, reicht aber tatsächlich.
- Für Ofengemüse oder Fleisch: Legen Sie alles in einen Topf, würzen Sie es und verwenden Sie wieder 1 TL Öl. Dann rühren Sie es mit den Händen

im Topf um bis Sie es dann auf dem Backblech verteilen.

- Sollte es in der Pfanne oder auf dem Blech mal zu „wenig" Öl sein, können Sie alternativ Wasser dazu geben! Ohne Geschmackseinbußen!

**Die Kohlenhydrat-Wahl: Zucchini oder Reisnudeln statt Weizenmehl oder Vollkornnudeln**

**Allgemein: mehr Alternativen wie Kartoffeln, Reis, Quinoa, Bulgur & Couscous wählen**

- Ich liebe Kohlenhydrate!!!! LEIDER muss ich diese ordentlich „bespritzen", sonst steigt mein Zucker exorbitant. Was tun?
- Nudeln schmecken toll, regen aber den Appetit eher an und man „kann nicht genug bekommen." Die tolle Alternative sind REISNUDELN aus dem Asia-Laden (weniger als die Hälfte an Kohlenhydraten, aber genauso lecker) oder ZUCCHINI-Nudeln! (Hier nur darauf achten, dass diese nach wenigen Minuten schon gar sind!
- Sehr lecker und sättigend sind wie immer auch Kartoffeln in allen Varianten oder Reis, Quinoa, Bulgur, Couscous und Hirse.

**Fleischwahl! Alternative Schwein: Rind, Geflügel und FISCH!!!**

- Man glaubt es kaum, aber Schweinefleisch hat irrsinnig viele Kalorien und einen hohen, ungesunden Fettanteil. Versuchen Sie, wann immer es geht auf andere Fleischsorten auszuweichen. Besonders empfehlenswert ist Geflügelfleisch. Hier gilt: Lieber ohne Haut!
- Bei Hackfleisch empfehle ich Ihnen Rinderhackfleisch oder Tartar. Letzteres ist teuer, weshalb ich das auch seltener kaufe. ALDI hat neuerdings Rinderhack mit 70% weniger Fett – das ist eine sehr gute Wahl.
- Beim Aufschnitt empfehle ich Ihnen ebenfalls: Wählen Sie Geflügelaufschnitt jeder Art, rohen Schinken (mit kleinem oder keinem Fettrand) oder Fisch! Z. B. Stremel-Lachs, Garnelen, Krabben, Forelle, Roll-Mopps und ganz besonders toll ist Makrele. Bei der Fischwahl haben Sie gesunde Omega 3 Fette und wenig Kalorien bei guter Sättigung.

**Alternative zum Anbraten = Ofen oder Dampfgaren**

- Anbraten geht maßgeblich nur mit Öl. Deswegen ist der Ofen eine hervorragende Alternative. Hier gelingen alle Gerichte auch sehr gut.

- Die meisten Fleisch- und Fischgerichte gelingen mit einer guten Würze, frischen Kräutern und 1 EL Öl bei 200°Grad für 20-25 Minuten am besten. Für eine schonende Garweise empfiehlt sich auch mal ein Dampfgarer zu wählen – gerade für Gemüse oder Spinat. Das Gemüse gart hier quasi nur über Wasserdampf, erhält alle Vitamine und bleibt dabei sensationell knackig.

REZEPTVORSCHLAG:

Gemüse Ihrer Wahl: z.B. Geviertelte Kartoffeln, Möhren, Brokkoli, Zwiebeln, Zucchini und Aubergine.

- Alles in kleine Stücke schneiden und in einem Topf mit 1EL Olivenöl vermengen.
- Üppig auf einem Backblech verteilen.
- 1 TL Öl mit ½ gepresste Zitrone, Pfeffer und Salz vermengen und auf ein (oder mehrere) Lachsfilets träufeln (statt Lachs können Sie auch eine Fleischsorte Ihrer Wahl nehmen).
- 20-25 Minuten bei 200°Grad Umluft im Ofen.

## Statt Mehl & Milch= Haferflocken mit Ei und Banane

Wussten Sie, dass Milch auch ordentlich Kalorien hat und selbst von der Verdauung ausgehend mit einer kleinen Mahlzeit vergleichbar ist? Für mich ist das super-schwierig, denn ich trinke über mein Leben gerne Milchkaffee ...

Dementsprechend spare ich nun Milch an anderen Stellen ein, einhergehend mit Mehl. Wo? Zum Beispiel bei Pfannkuchen, Muffins oder Kuchen aller Art.

<u>REZEPTVORSCHLAG:</u>

Pancakes:

| | |
|---|---|
| 2x | Bananen |
| 1x | Ei |
| 4-5x EL | Haferflocken |
| 1 TL | Backpulver |

Alles pürieren und am Ende – wenn man mag – noch Blaubeeren dazu rühren. In der Pfanne nur 1 TL Öl erhitzen – am besten bei Stufe 6. Kleine Löffel mit der pürierten Masse auf Ihre Pfanne träufeln und auf jeder Seite goldbraun backen – FERTIG!

MUFFINS gehen ähnlich: Grundmischung ist immer eine gematschte Banane + Ei + Backpulver. Nach Belieben können Sie dann noch Kakaopulver oder Schokoflocken, Obst oder Gemüse reinmengen (z. B. Karotten und Äpfel mit Rosinen). Nach ca. 12 Minuten im Ofen bei 180°Grad Umluft sind Ihre kleinen Küchlein dann fertig!

**Alternative Pizza = Tunfisch, Blumenkohl oder Wraps**

- Manchmal hat man einfach Lust auf „Junk-Food". Glücklicherweise gibt es auch hierfür kalorienarme Alternativen, die überraschen lecker sind.

REZEPTVORSCHLAG:

- 1-2 Dosen „Tunfisch im eigenen Saft" aus einer Dose holen und so viel Flüssigkeit wie möglich aus dem Tunfisch herauspressen (gerne auch mit Hilfe eines Geschirrhandtuchs).
- Mit einem Ei vermengen, gerne auch pürieren.
- Die Masse auf einem mit Backpapier ausgelegten Backblech verteilen.
- Nach Lust und Laune belegen.
- Bei 180° Grad Umluft in den Ofen – ca. 10-15 Minuten = müssen Sie beobachten, je nach Zutaten, die Sie auf die Pizza gelegt haben.

DAS GLEICHE kann man MIT BLUMENKOHL MACHEN!

Noch einfacher geht es eine Pizza mit Wraps zu ersetzen. Einfach belegen und nach 10 Minuten im Ofen genießen. Nur Achtung! Der Boden ist hier weicher und lässt sich nicht ganz so kross wie eine Pizza essen. Ist aber sehr lecker!

**Semmelfrühstück = auf das Teilen kommt es an!**

Ich liebe Brötchen. Aber wir alle wissen wie schnell man eines gegessen hat und dass der Hunger dann oft noch nicht nachgibt, weil der Appetit einen überflügelt. Dafür empfiehlt es sich, das Brötchen aufzuschneiden wie ein Baguette – in viele Scheiben. Dann hat man die Möglichkeit aus einem Brötchen 4-5 Scheiben rauszuholen und verschieden zu belegen. Damit isst man länger an einem Brötchen und wird leichter satt.

## Salatdressing = Joghurt statt Mayo und Zitrone statt viel Öl

- Joghurtdressing schmeckt genauso gut, wenn nicht besser wie Mayo und hat teilweise über 70% (und mehr) weniger Kalorien und fett. Die Art und Weise des Anrührens sind gleich ...
- In südlichen Ländern verwendet man als Dressing sehr gerne Zitrone. In der Türkei beispielsweise nehmen viele Menschen gar nichts anderes! Probieren Sie es mal! Es schmeckt frisch. Abgeschmeckt mit ggf. 1 TL Honig, Salz und Pfeffer, 1 Messerspitze Senf, 1 TL Wasser und Kräutern ist ein Dressing gleich mindestens so geschmackvoll wie mit Öl!!!

**Statt Brot = Knäcke oder „Leicht und Cross“**

- Ja, es ist keine Neuigkeit, aber dennoch wiederhole ich diesen Tipp. Wählen Sie für Ihre Brotzeiten gerne mehr Knäckebrot oder die Marke „Leicht und Cross“. Diese Scheiben haben viiieeeel weniger Kalorien und damit können Sie einfach mehr essen und werden eher satt als mit einer Scheibe Brot.
- Ansonsten empfiehlt sich dieselbe Technik wie bei Brötchen – schneiden Sie das Brot in mehrere Teile, die Sie jeweils anders belegen, damit Sie mehr aus einer Scheibe “rausholen können”.
- ÜBRIGENS: Wenn Sie sich bewusst zu nur einer Brotscheibe entscheiden, dann füllen Sie das restliche Loch in Ihrem Bauch mit geschnittenem rohem oder gedampftem Gemüse auf.

**Statt Alkohol pur = lieber „Schorlen“**

- Gerade, wenn man doch versteckten Durst hat oder es ggf. mehr um das „Mittrinken“ geht, empfehlen sich Schorlen wie z. B. Weinschorlen. Das löscht den Durst, erleichtert das Anstoßen und hat weder viele Kalorien noch BEs.

**Käse = light Varianten, Limburger, Harzer Käse oder Quäse**

- Das ist für mich der schwierigste Punkt, weil ich Käse wirklich mag. Meine Güte ..., manchmal soll man auch einfach essen, wonach man Lust hat. Doch in einer Diät oder für den Alltag empfehlen sich eher die leichten und mageren Käse. Limburger leicht, Harzer Käse oder Quäse sind hier bedenkenlose Alternativen!

## Heißhungerattacken managen

- Mein innigster Tipp sind Flohsamenschalen. Nehmen Sie 1-2 TL und lösen Sie diese in einem Glas Wasser auf oder mischen Sie sie unter Ihr Essen. Dazu sollten Sie viel Flüssigkeit trinken. Die Flohsamenschalen quellen auf und sättigen. Dabei regen sie die Darmaktivität an und fördern Ihre Verdauung.
- Ferner helfen gegen die kleinen Heißhungerattacken generell Proteine... (80 gr pro Tag sind kein Problem.): z. B. gekochte Eier oder ein mit „flavor drops“ (bekommt man über viele Anbieter, u.a. Amazon) und flüssigen Süßstoff angemachten Magerquark oder Skyr. Geflügelaufschnitt (pur) geht auch.
- Für den süßen Hunger empfiehlt sich „Corny free“ (gibt es in vielen Geschmäckern), Obst, frisch gemachtes Obst-Mousse, Dinkel-Griesbrei und dunkle Schokolade (ab 70%).
- Auch ein toller Snack: Nüsse gemischt mit Cranberries, Rosinen, zerhackten Feigen oder

Aprikosen (was Sie so mögen!) Aber Achtung! Nüsse und getrocknete Früchte haben auch VIELE Kalorien und Fett. Nehmen Sie lieber abgezählt 3-5 Stück circa und zerhacken Sie diese (Früchte wie Nüsse) – dann haben Sie ganz schnell „mehr Masse“ und eine leckere, konzentrationsfördernde Zwischenmahlzeit.

Nur ganz wichtig: Wer abnehmen will, muss eine negative Kalorienzufuhr erreichen. Wie bei einem Sparkonto geht es darum, Kalorien einzusparen und nicht alles zu verprassen, was man hat.

Laden Sie sich doch eine entsprechende App herunter, die Ihnen beim Kalorienzählen hilft und Ihren Grundbedarf ermittelt.

# KAPITEL 10

## DIABETES TYP 1 IN DER SCHWANGERSCHAFT

Noch vor knapp 40 Jahren wurde Typ 1-Diabetikerinnen abgeraten schwanger zu werden und Kinder zu gebären. Man wusste damals noch nicht genau, warum die Sterblichkeits- und Behinderungsrate bei Kindern von Diabetikerinnen so hoch war, aber man war sich auch ohne damalige wissenschaftliche Beweislage sicher, dass es am Diabetes liegen musste. Die Ärzte waren einig darüber, dass das größte Risiko für schwangere Diabetiker im hohen Blutzucker bestand. Ein stabiler Blutzucker konnte jedoch bis vor über 35 Jahren noch nicht anständig kontrolliert oder dauerhaft stabil eingestellt werden.

Zweifellos waren die Insuline noch nicht so weit entwickelt wie heute. Langzeit-Insuline gab es noch gar nicht, weder Insulin-Pens oder Insulinpumpen und darüber hinaus war erst recht noch nichts auf Schwangerschaften getestet und die vermuteten Risiken wissenschaftlich bewiesen und belegt. In den 1970er Jahren wurden u. a. durch Rolf Renner erstmals in Frankreich und Deutschland kleine Spritzperfusoren eingesetzt, die das Insulin in eine Vene einführten. Das war der Anfang der Insulinpumpen.

Sensoren, die den Blutzucker dauerhaft messen können. Mess-Sensoren wie der heutige „Freestyle Libre“ oder Sensor von Dexcom waren noch absolute Zukunftsmusik.

Verglichen mit der damals üblichen Diabetes-Therapie war diese neue Methode der Blutzuckereinstellung zwar hervorragend, aber mit dem Zugangsweg gab es große Probleme. Da es sich im Prinzip um eine Infusion mit Insulin handelte, musste eine Venenkanüle gelegt werden. Außerdem kam es regelmäßig zu Entzündungen der peripheren Blutgefäße. Ende der 70er Jahre begannen Arbeitsgruppen in Großbritannien und Deutschland unter Renner, Walter, Sonnenberg und Chantelau mit der Infusion ins Unterhaut-Fettgewebe und legten damit den Grundstein für die auch heute noch übliche "Kontinuierliche Subkutane Insulin-Infusion. Die ersten Pumpen, die zum Einsatz kamen, waren allerdings keine Insulinpumpen im eigentlichen Sinne. Es waren kleine, motorgetriebene Geräte, die unter anderem zur Schmerztherapie verwendet wurden. Die Förderraten dieser Apparate waren nicht für Insulineinheiten geeicht, d.h. die Einheiten mussten jedes Mal zeitraubend umgerechnet werden.

Alles in allem war es eine große Last damals Diabetes zu haben. Die Krankheit alleine führte bereits unmittelbar zu einer geringeren Lebenserwartung. Komplikationen und Spätfolgen waren gang und gebe.

Als diabetische Frau war man bei Schwangerschaften schließlich sehr großen Risiken ausgesetzt, ohne dass die Ärzte damals viel hätten für sie tun können. Zudem gehen Beziehungen aufgrund eines starken, unerfüllten Kinderwunsches auch häufig in die Brüche. Noch schlimmer jedoch ist es, wenn man ein Kind auf Grund seiner Erkrankung verliert oder es deshalb Behinderungen erleidet. Diese Themen waren alltägliche, seelische Bürden vieler Typ 1-Diabetikerinnen vor knapp 40 Jahren.

Glücklicherweise können wir Diabetikerinnen Typ 1 heute im Grunde genauso leicht und gesund schwanger werden wie alle anderen, gesunden Frauen auch. Es existiert ein Weitervererbungsrisiko von durchschnittlich nur 5%.

Weiterhin wird Typ 1-Diabetikerinnen aber von spontanen, ungeplanten Schwangerschaften abgeraten. Die Schwangerschaft von Diabetikerinnen ist immer noch risikoreich und sollte daher mit kontrollierten, stabilen Blutzuckerwerten beginnen. Es wird empfohlen, dass die Frau vor Empfängnis einen Hba 1 C von 7 mmol hat.

Über den wandelnden Insulinbedarf während der Schwangerschaft von Typ 1-Diabetikerinnen, gibt es bis heute kaum Literatur. Meine Diabetologin erklärte mir, dass das unter anderem daran liegt, dass der Blutzuckeranstieg und erhöhte Insulinbedarf auch ein stückweit mit dem Voranschreiten der Schwangerschaft und dem Wachstum des Babys zusammenhängen. Es gäbe einfach noch zu wenig Forschungen in diesem Bereich, schloss sie ab.

Da ich nun bereits zwei Schwangerschaften hinter mir habe, möchte ich Ihnen gerne meine wichtigsten Erfahrungen mitteilen.

1. Versuchen Sie einen guten **Hba 1 C** zwischen 6 und 7 mmol vor der Empfängnis zu haben.
2. Sobald Sie Schwangerschaftspläne haben, nehmen Sie **Folsäure** ein. Gerne das stärkere Präparat, weil uns Diabetikern mehr ganz guttut.
3. Achten Sie von Beginn an auf Ihre **Eisenwerte**. In der Mitte der Schwangerschaft wird es erst kritisch. Wenn Sie von Beginn an für ein eisenreiches Essen sorgen, rutschen Sie zumindest nicht auf Anhieb so stark ab.
4. Machen Sie einen **Toxoplasmose**-Test. Hier wird Ihr Blut auf Antikörper bei bestimmten Parasiten getestet, der z. B. beim Kontakt mit Katzen oder Konsum von rotem Fleisch übertragen wird[4].
5. Ferner sollten Sie auch **Chlamydien** und **Zytomegalie** testen lassen. Diese Viren bemerkt man i. d. R. nicht von selbst, können aber bei einer

---

[4]Quelle: www.babyundfamilie.de

Schwangerschaft zu diversen Komplikationen bis hin zu Unterentwicklung und Fehlgeburten führen.

6. **Seien Sie in Bestform,** wenn Sie schwanger werden wollen. Damit spiele ich auf Ihr Gewicht an.
7. Führen Sie ein **Tagebuch** über 3 Monate, damit Sie zügig – am besten in den ersten Schwangerschaftswochen – mit einer Insulinpumpe und einem Blutzucker-Sensor ausgerüstet werden!
8. **Bekämpfen Sie Gelüste** und den Heißhunger. Gewöhnen Sie sich von Beginn an, zuckerarme Süßspeisen zu wählen und die Anzahl pro Tag zu begrenzen. Am besten Sie backen gleich selbst. Weight Watchers Rezepte sind super geeignet.
9. Orientieren Sie sich an der **Diätküche** – auch hier sind Weight Watchers Rezepte wirklich abwechslungsreich, ausgewogen und lecker. Sie sollten auf keinen Fall eine Diät in der Schwangerschaft machen, aber **lassen Sie sich nicht gehen!**
10. **Essen Sie nicht zu viele Kohlenhydrate!** Der Insulinbedarf steigt ca. ab dem 5. Schwangerschaftsmonat stark an.

    Am Ende meiner Schwangerschaft lag ich bei 270% meines Insulinbedarfs, was außergewöhnlich hoch ist. Die große Mehrheit der Typ 1-Diabetikerinnen scheinen laut Aussage meiner Diabetologin, auf ca. 200% zu steigen. Das aber bedeutet, dass Sie sich für alle Kohlenhydrate entsprechend (doppelt) spritzen müssen.

Nicht vergessen: INSULIN IST EIN ANABOLIKUM. Umso mehr Insulin Sie aufnehmen, desto eher nehmen Sie zu und die Wahrscheinlichkeit steigt, dass Ihr Kind makrosom wird (sehr groß und schwer)! Mit einer Makrosomie steigt dann auch das Diabetesrisiko.

11. **Bewegen Sie sich** bereits in der Schwangerschaft regelmäßig! Lassen Sie sich notfalls dafür die Arbeitszeiten reduzieren. Es ist wichtig, dass Sie Ihre Gesundheit maximal fördern. Der Diabetes erschwert die Schwangerschaft schon selbst ausreichend. Ich empfehle Walking oder Schwimmen.
12. Erkundigen Sie sich nach einem **Gynäkologen mit Erfahrung** im Bereich Typ 1-Diabetes (kein Gestationsdiabetes!).
13. Eine **Pränatal-Schallung** kann Diabetikerinnen kostenlos angeboten werden. Das sollten Sie wahrnehmen, um alle Risiken der Fehlbildungen nachhaltig abklären zu lassen (außerdem gibt es sensationelle Ultraschallbilder).
14. Wählen Sie ein Krankenhaus zur Entbindung mit einer **angeschlossenen Kinderklinik**. Sollte aufgrund des Diabetes irgendetwas nicht stimmen,

sind Sie UND IHR KIND hier am besten aufgehoben.

15. Machen Sie bei der Anmeldung im Krankenhaus auf Ihren Diabetes mehrfach aufmerksam. **Nach der Entbindung** haben Sie einen schnellen Gewichtsverlust und der Insulinbedarf sinkt umgehend. Die Gefahr von **Hypoglykämien** ist unmittelbar gegeben. Ich habe es erlebt, dass sich alle um mein Kind gekümmert haben, aber keiner um mich. Die Krankenschwestern haben die Schwere eines Typ 1-Diabetes komplett unterschätzt. Deshalb: Nehmen Sie selbst unbedingt Bananen, Gummibärchen und Saft mit, damit Sie sich notfalls selbst helfen können!

Fakt ist, mit einer nahen, medizinischen Betreuung und viel Disziplin lässt sich die Schwangerschaft gut schaffen und ein gesundes Kind im Leib entwickeln und gebären. Dennoch gibt es einige „schwarze“ Momente voller Panik – mal durch heftige Hypoglykämien und dann wiederum mit Ketoazidosen, verursacht durch den schwankenden Insulinbedarf, der während der Schwangerschaft unaufhörlich steigt.

Meine Diabetologin beruhigte und begleitete mich ab dem Zeitpunkt der Schwangerschaftspläne bis weit in die Stillzeit hinein. Mein Glück war, dass meine Diabetologin mir damals ihre Handynummer gab und auch per „What’s App“ erreichbar war – Tag und

Nacht. Anfangs dachte ich, dass dieses Angebot freundlich sei, ich es aber nicht in Anspruch nehmen würde. Schnell änderte sich diese Einstellung, denn die plötzliche Verantwortung für ein anderes Leben, das von einem abhängt, macht eine Frau sehr sensibel und ängstlich.

Ohne Zweifel birgt auch dieser Lebensabschnitt viele Doppelbelastungen für Typ 1-Diabetikerinnen und es ist in vielerlei Hinsicht eine wahre Prüfung!

**Ich fasse alle Vorbereitungspunkte als Checkliste für Sie wie folgt zusammen:**

**Min. 3 Monate VOR der Schwangerschaft:**

- Hba 1 c zwischen 6 und 7
- Achten Sie auf Ihre Figur
- Diabetes Tagebuch führen
- Folsäure
- Blutwerte überprüfen (ggf. Eisen einnehmen)
- Impfungen auffrischen
- Toxoplasmose-Test
- Chlamydien & Zytomegalie-Test
- Gynäkologen mit Diabetes-Erfahrung suchen

**Schwangerschaftsbeginn:**

- Hebamme suchen (sofort nachdem die 12. SSW geschafft ist!)
- Um die Handynummern Ihrer Ärzte bitten (insbes. Diabetologen)
- Krankenhaus suchen mit Diabetologen und einer Kinderklinik
- Insulinpumpe beantragen
- Im Krankenhaus die eigene Situation ansprechen und Akte anlegen lassen.
- Keto-Streifen in der Apotheke besorgen (unbedingt auf Vorrat zu Hause haben!)
- Regelmäßig Sport treiben
- Diätküche nutzen und auf Kohlenhydrate achten (versucht zwischen 15-20 BEs zu bleiben)

**Nach der Entbindung**

- Rechnen Sie mit Unterzuckerungen und seien Sie vorbereitet. Nehmen Sie viel schnellwirkende Zuckerutensilien mit ins Krankenhaus.
- Überwinden Sie Ihren Schmerz und **STILLEN SIE!** Es ist die beste Präventivmaßnahme für Ihr Kind selbst am Diabetes zu erkranken.

# KAPITEL 11

## INSULINPUMPE VERSUS PEN

In der Schwangerschaft und Stillzeit wird der Umstieg auf eine Insulinpumpe und einen Blutzucker-Sensor ans Herz gelegt.

Die Beantragung der Ausrüstung ist komplex, weil sie sehr teuer ist. Nicht jeder Diabetiker hat unter normalen Bedingungen und mit guten Zuckerwerten die Möglichkeit mit der Unterstützung der Krankenkasse umzusteigen. Als Schwangere ist es quasi ein „Selbstläufer". Keine Schwangere bekommt die Ausrüstung in Deutschland abgelehnt. Hat man das Equipment erst einmal, kann man auch nach der Stillzeit die Leihgabe der Geräte immer wieder verlängern.

Ich hatte über 12 Jahre lang einen Insulin-Pen und war bis zu meiner Schwangerschaft sehr gut mit einer Kombination aus Lantus, Metphormin und NovoRapid ausgekommen. Sich auf einmal einen Katheter zu setzen und dauerhaft ein „Gerät" an seinem Körper zu „verstauen" empfand ich persönlich lästig. Doch ich muss zugeben, dass meine durchschnittlichen Blutzuckerwerte mit Hilfe der Insulinpumpe gleichbleibend sensationell wurden (= 6,0 mmol)!

Bei der Nutzung der Insulinpumpe wird „nur noch" ein Insulin verwendet und 24 Stunden in kleinsten Dosen meinem Organismus zugeführt. Hierdurch ist es quasi möglich die Funktion einer echten Bauchspeicheldrüse komplett nachzuahmen. Insbesondere nachts, wenn der Cortisolwert unregelmäßig ansteigt, lässt sich stündlich eine andere Dosierung einstellen – wie in einem Computer.

Mit der Insulinpumpe kann man sogar mit unwahrscheinlich kleinen Dosen von 0,1 IE spritzen, was eine Präzision der Insulintherapie erlaubt, die mit regulären Insulin-Pens schlichtweg nicht nachzuahmen geht.

Nach meiner ersten Schwangerschaft war ich dennoch zu 100% entschieden, nach dem Abstillen zu meinem alten Pen-System zurückzukehren. Damit nahm ich in Kauf, dass meine Hba 1 C-Werte wieder schlechter werden würden. Heute – nach der zweiten Schwangerschaft – habe ich mich für die Pumpe und für den Blutzucker-Sensor ausgesprochen. Da die Blutzuckerwerte doch weitaus besser sind mit der Pumpe – vor allem auch in schwierigen bzw. wechselhaften Lebensphasen wie z. B. wenig Schlaf und blanken Nerven – unternehme ich mit Erhalt meiner Pumpe, meiner Meinung nach, etwas gegen Spätfolgen und für meine Lebensdauer.

Die Diskussion Insulin-Pen versus Insulin-Pumpe ist jedoch nach wie vor eine Spannende. Ich habe mir die Entscheidungsfindung nicht leichtgemacht, denn eine Pumpe am Körper zu tragen ist schlichtweg eine größere und sichtbarere Behinderung als einen Insulin-Pen unsichtbar in der Tasche mitzuführen.

Lesen Sie nachfolgend meine Vergleichsanalyse zwischen Insulin-Pen und Insulinpumpe:

| **PEN** | **PUMPE** |
|---|---|
| Mit Hilfe von einer abgestimmten Basal- und Bolus-Therapie bemüht man sich komplette 24 Stunden der Insulinversorgung abzudecken.<br><br>Insulinabgabe ab 0,5 IE möglich. | Genauste Adjustierung der Insulindosierung über 24 Stunden mit nur einem Insulin.<br><br>Insulinabgabe bereits ab 0,1 IE möglich. |
| Sie müssen sich an die Sprechzeiten oder Öffnungszeiten Ihrer Ärzte und Apotheken halten. | 24-Stunden erreichbarer Service des Pumpenherstellers. |
| Sie erhalten alle Hilfsmittel für einen Pen in der Apotheke – oftmals auch bei Ihrem Arzt, der von den Pharmavertretern viele Proben auf Lager hat. | Bis auf die Pflaster erhalten Sie die Hilfsmittel nur über den Direktvertrieb der Pharmagesellschaft Ihrer Pumpe. |

<table>
<tr><th>PEN</th><th>PUMPE</th></tr>
<tr><td>Übersichtliche Hilfsmittel, die leicht unterzubringen, mitzunehmen und zu verstauen sind:<br><br>- Basal-Pen<br>- Bolus-Pen<br>- Metphormin Tabletten<br>- Spritzköpfe<br>- Insulinkartuschen<br>- PLUS Stechhilfe<br><br>Es langt eine Schublade für die Utensilien.</td><td>Unglaublich viele Hilfsmittel, die verstaut werden müssen und wenn Sie unterwegs sind (Geschäftsreisen oder Urlaub), bedeutet das an VIELES zu denken und entsprechend viel zu verpacken:<br><br>- Katheter<br>- Transferschläuche<br>- Insulin<br>- Kartusche zum Aufziehen<br>- Batterien mit Schlüssel<br>- Pflaster<br>- Evtl. Insulintaschen für BH, Gürtel usw.<br>- Pumpe<br>- PLUS Stechhilfe<br><br>Sie benötigen eine Schrankhälfte oder min. 3 Schubladen, um alle Hilfsmittel unterzubringen.</td></tr>
</table>

| **PEN** | **PUMPE** |
| --- | --- |
| Beim Pen überprüfen Sie immer vor dem Spritzen, ob der Spritzkopf frei ist – dies ist bei der Pumpe nicht möglich, da der Katheter in Ihrem Körper steckt. | Bemerkt die Pumpe nicht sofort eine Verstopfung, kann es auch möglich sein, dass Sie über mehrere Stunden kein Insulin zugeführt bekommen. |
| Jeder Diabetiker mit einer intensivierten Insulintherapie erhält ein Spritzen-Set.<br>Die meisten Ärzte haben eine Spritze auf Vorrat und können Ihnen diese kostenlos mitgeben.<br>Darüber hinaus kann man sich pro Jahr eine Spritze von der Krankenkasse verschreiben lassen. Die Kosten betragen zwischen 50 – 100 €. | Komplexe Beantragung und Genehmigung einer Pumpe über die Krankenkassen.<br>Die Beantragung muss regelmäßig erneuert werden.<br>Ein Kauf kostet durchschnittlich 4.000€. |

| PEN | PUMPE |
|---|---|
| Ärzte sind routiniert und erfahren im Umgang mit allen Pens und Insulinen. Sie können neben den Ärzten meist auch die Arzthelfer Ihres Diabetologen oder den Diätassistenten fragen. (Es gibt also ausreichend Ansprechpartner) | Ärzte kennen sich nicht unbedingt mit der Bedienung Ihrer Insulinpumpe aus – Sie müssen sich dafür bei spezifischen Fragen an Vertreter oder den Hersteller wenden. |
| Keine unbemerkte Verstopfung möglich.<br><br>Nachts muss nichts ausgetauscht werden, weil Sie i.d.R. nachts auch nicht spritzen und notfalls vor dem zu Bett gehen alle Kartuschen einwandfrei austauschen und überprüfen können. | Die Pumpe zeigt regelmäßig unverhofft eine „Verstopfung“ an und meldet diese mit Piep Geräuschen.<br><br>Die Pumpe lässt sich nicht auf Pause oder stumm schalten. (Wenn Sie am Stillen oder beim Autofahren sind, ist das wirklich nervenaufreibend). Nicht selten müssen Sie aufgrund einer Verstopfung mitten in der Nacht Ihr komplettes Pumpensystem neu anschließen. |

| **PEN** | **PUMPE** |
|---|---|
| Ein sehr guter Hba 1 C ist mit der Spritzentherapie erreichbar, wenn der Diabetiker selbst seinen Diabetes und die Einflussfaktoren versteht. In diesem Zusammenhang ist eine ideale Einstellung auch von der regelmäßigen abhängig. | Die Pumpe ermöglicht einen hervorragenden Hba 1 c. Man kann die Basalrate sogar prozentual einstellen, z. B. stundenweise auf 60% statt 100% oder erhöhen auf 140%. In schwierigen Lebensumständen wie einer Schwangerschaft oder Schlafstörungen, einer Grippe usw. ist das wahnsinnig toll, weil man sich so vorsichtig an den wandelnden Insulinbedarf herantasten kann. |
| Mit einem Pen können Sie Ihre Kohlenhydrataufnahme nur sofort bespritzen. Sollte Essen später verdaut werden bzw. zu einem Blutzuckeranstieg führen, kann man dies nur durch zusätzliches Messen, Beobachten und Korrekturspritzen regulieren. | Bei einer Pumpe können Sie die Zeitabstände der Insulinabgabe bestimmen. Sehr interessant bei Lebensmittel, die langsam ins Blut gehen und einen niedrigen GI (Glykämischen Index) haben.<br>(z.B. Vollkornnudeln) |

| PEN | PUMPE |
|---|---|
| Der Pen ist bei jeder Sportart einfach zu verwenden. Alles passt in einen Bauchgürtel: Traubenzucker oder Saftschorle, Messgerät und Pen - los geht's. Beim Schwimmen liegt alles in einer Tasche in greifbarer Nähe. | Die Pumpe ist ungeeignet beim Sport, vor allem, wenn Sie stark transpirieren. Die speziellen Pflaster halten den Katheter bei viel Schweiß nicht am Körper. Damit laufen Sie Gefahr, dass die Insulinzufuhr (evtl. sogar unbemerkt) unterbrochen wird.<br><br>Ferner brauchen Sie schon einen sehr festen Gurt, damit die Pumpe beim Joggen beispielsweise am Körper nicht störend hin und her wackelt.<br><br>Für den schnellen Sport zwischendrin können Sie den Katheter im Körper lassen. Für längere Sportfrequenzen gibt es u.a. Spitzensportler, die den Katheter ablegen oder sich mehrere legen, damit min. einer im Anschluss noch funktioniert. |

| PEN | PUMPE |
|---|---|
| Ob Sie Diabetiker sind kann keiner wissen oder erraten, wenn Sie einen Pen benutzen.<br><br>Weder beim Duschen noch beim Sex haben Sie die Spritze dabei.<br><br>Man fühlt sich normal. Alles verhält sich wie bei gesunden Mitmenschen. | Beim Sex oder in der (öffentlichen) Dusche hängt der Katheter mit einem kleinen Schlauch aus Ihnen heraus.<br><br>Je nachdem an welcher Stelle Sie den Katheter gesetzt haben, kann es sogar schmerzen, wenn durch „Gegendruck“ die Nadel in Ihrem Körper steckt oder gar reibt.<br><br>Die Pumpe ist sichtbar. Sie haben immer etwas am Körper, was für Außenstehende „nicht normal“ oder gar „krankhaft“ aussieht.<br><br>Darüber hinaus müssen Sie beim Duschen und Baden immer einen Teil von sich auslassen und um den Katheter herum waschen.<br><br>Nicht selten müssen Sie Fragen beantworten und über Ihren Diabetes reden. |

| PEN | PUMPE |
|---|---|
| Urlaub, Sonne & Wellness jeder Art machen Ihrem Pen nichts aus. Ersatz ist leicht besorgt und verpackt, Kühltaschen gibt es auch in schlanken Versionen und diese sind praktisch für alle Urlaubsarten. | Abgesehen von den vielen Hilfsmitteln, die Sie mitnehmen müssen, wird ein Katheter mit Transferschlauch der Sonne, Hitze, Salzwasser oder gar Saunen im Urlaub nicht lange Stand halten.<br><br>D.h. im Urlaub oder an Wellness-Tagen müssen Sie „doppelt und dreifach" Hilfsmittel einpacken.<br><br>Für den Urlaub können Sie jedoch von Ihrem Pharmazeuten bzw. Pumpenhersteller ein Ersatzgerät mitnehmen! Das lohnt sich. Ohne Notfall-Pen fahre ich übrigens nicht weg. |

| PEN | PUMPE |
|---|---|
| Ob Kleider, enge Oberteile, Slim-Fit Blusen oder Jeans – mit oder ohne Taschen.... Mit einem Pen-System können Sie tragen, was Sie wollen, denn Ihre Zuckerutensilien haben Sie in Ihrer Handtasche oder Ihrem Rucksack – nicht am Körper. | Pumpenhersteller haben diverse Gürtel und Taschen, um die handflächengroße Pumpe an Ihrem Körper zu verstauen.<br><br>Mittlerweile haben auch Jungunternehmen einen Markt darin entdeckt. Die Firma „Ruby Limes“ stellt Unterhosen mit integrierter Insulinpumpentasche her. Die Firma „Hid in“ hat Bein-Bänder und andere alternativen Befestigungs-Bänder entworfen, um die Insulinpumpe schön und möglichst unauffällig am Körper unterzubringen.<br><br>In Hosentaschen zwickt die Pumpe oft – dies ist aber eine der einfachsten, praktischsten und kostenfreien Lösungen |

| PEN | PUMPE |
| --- | --- |
| Mit einem Pen sind Sie angehalten in einem Abstand von min. 5 cm zu Ihrem Bauchnabel zu spritzen. Des Weiteren soll man jeden Tag eine andere Spritzstelle nutzen, um keine Knötchen, Verhärtungen oder Entzündungen zu verursachen. Andere Spritzstellen sind schnell gefunden, weil die Nadel winzig ist. | Den Katheter einer Pumpe trägt man durchschnittlich 2-3 Tage am Körper. Wenn Sie auftretende Verstopfungen, Sport, Sex, Duschen etc. hinzunehmen, dann wechseln Sie ggf. doch täglich den Katheter. Das hinterlässt großflächige Rötungen und Hautirritationen durch das Katheter-Pflaster und dem Pflaster, welches darüber geklebt wird. |
| Zum Spritzen muss man immer ein Körperteil freilegen. Entweder schnell der Bauch oder den Oberschenkel. Das geht schnell und wird selten bemerkt. In feiner oder fremder Gesellschaft geht man aber doch besser auf die Toilette. | Mit einer Pumpe kann man völlig unbemerkt spritzen. Entweder per Bluetooth-Steuerung oder manuell direkt an der Pumpe. Unwissende haben keine Ahnung, was das für ein Gerät ist und sehen unter Umständen auch nicht, dass dieses mit unserem Körper verbunden ist. |

| PEN | PUMPE |
|---|---|
| Wenn Sie schlafen gehen, legen Sie Ihre Diabetestasche auf den Nachttisch. Dort ist für den Notfall alles drin. Beim Schlafen selbst, brauchen Sie diese Utensilien nicht. | Wenn Sie schlafen gehen, dann können Sie die Pumpe mit einem der Klettgürtel anziehen oder Sie lassen sie – so wie ich – lose neben sich ins Bett plumpsen oder verstauen die Pumpe in der Unterhose.<br><br>Wenn Sie sich nicht viel während der Nacht bewegen ist das kein Problem. Ansonsten kann es passieren, dass Sie sich in Ihrem eigenen Transferschlauch verheddern, sich auf Ihre Pumpe legen oder diese vom Bett fällt und Ihnen unter Schmerzen mit einem „Hauruck“ den Katheter aus dem Leib „reißt“. |

Sie sehen wie komplex dieses Thema ist!

Trotz all‘ meiner Kritik habe ich mich für die Insulinpumpe entschieden. Die Risikoreduzierung von Spätfolgen und Komplikationen mit Hilfe der hervorragenden Blutzuckerwerte sind es – meiner Meinung nach - definitiv wert.

Ferner bin ich sogar der Auffassung, dass es jedem Diabetiker ermöglicht werden sollte, dieses System für 6 – 12 Monate einmal ausprobieren zu dürfen. Die Reduktion an Spätfolgen kann doch eigentlich nur im Interesse der Krankenkasse sein. Suchen Sie sich einen Arzt, der Sie argumentativ bei der Beantragung unterstützt.

Noch ein wichtiger Hinweis:

Die heutigen Insulinpumpen haben auch alle Bluetooth. Damit kann ich die Pumpe mit einem dazu passenden Blutzuckermessgerät verbinden. Mit Hilfe dieses Messgeräts können Sie unbemerkt öffentlich eine Insulindosis spritzen, ohne die Pumpe aus der Tasche ziehen zu müssen Diese Lösung eignet sich auch hervorragend für Eltern von Kleinkindern mit Typ 1. Für Kinder ist eine Pumpe sicherlich angenehmer. Der Katheter wird ca. 2-3 Mal pro Woche gewechselt und damit entfallen ständige Spritzen untertags. Darüber hinaus können die Eltern über die eben erwähnte Bluetooth Technik, die Insulin-Dosierung Ihrer Kinder unbemerkt übernehmen.

# SCHLUSSWORT

Dieses, erste Buch hat Ihnen hoffentlich einen guten Einstieg in die Diabeteswelt ermöglicht.

Mit Hilfe der übermittelten Inhalte sollten Sie nun in der Lage sein, die verschiedenen Diabetestypen voneinander zu unterscheiden.

Des Weiteren haben Sie fundiertes Wissen darüber erlangt, wie Sie Ihren Diabetes in der Außenwelt kommunizieren können und welche (kommunikativen) Stärken sich über die Krankheit auch in Ihrem Umfeld entwickeln lassen.

Zudem hat dieses Buch Ihnen Aufschluss darüber geben können, wie Sie den passendsten Beruf als Typ 1-Diabetiker herausfinden.

Darüber hinaus habe ich Ihnen aufgezeigt, wie Sie mit einer chronischen Krankheit wie Typ 1-Diabetes in allen „Höhen und Tiefen" Ihrer Karriere angehen und durchziehen.

In diesem Zusammenhang bin ich auch auf sensible Themen wie die Beantragung eines Schwerbehindertenausweises kurz eingegangen. Damit habe ich Ihnen Ihre Entscheidungsfindung hoffentlich vereinfachen können und Ihnen aufgezeigt, wohin Sie sich zur Beantragung wenden können, um den eigenen

Aufwand gering zu halten.

Ferner hat das Buch Sie im Detail auf Auslandsaufenthalte – ob kurz oder lang – hervorragend vorbereitet und Sie mit vielen nützlichen Tipps versorgt.

Auch Themen wie Partys, Alkohol und Drogen, Diäten mit hilfreichen Tipps zur Ernährungsumstellung konnte dieses Buch Ihnen vermitteln.

Abschließend hat Sie dieses Buch über die Vorbereitungen und den Verlauf einer Schwangerschaft mit Typ 1 informiert und Ihnen eine Vergleichsanalyse zwischen Insulin-Pen und Insulinpumpe an die Hand gegeben, die Ihnen bei Ihrer Entscheidungsfindung behilflich sei soll.

Damit sind meiner Auffassung nach die elementarsten Themen für junge Menschen angesprochen und behandelt worden.

Für tiefergehende Fragen oder Hilfestellungen biete ich Ihnen die Möglichkeit mein „Sugar Mentoring" in Anspruch zu nehmen.

Ob per Einzelstunde über Skype oder What's App, im Workshop (ab 3 Personen) oder als halb- oder ganztags-Seminar. Sehen Sie mehr Details darüber auf meiner Webseite www.sugarbootcamp.com und kontaktieren Sie mich gerne jederzeit per E-Mail: info@sugarbootcamp.com

2019 werden weitere Bücher erscheinen, die dieses

Exemplar inhaltlich ergänzen werden. So wird im ersten Quartal 2019 ein Buch über „Tabu-Themen der Diabeteswelt“ erscheinen.

Hier finden dann Themen Platz wie Sexualität, Adipositas und emotionaler Stress (Stress, Angst, Depression und Trauer).

Freuen Sie sich ergänzend auf Online-Mentoring Angebote bei denen ich Sie auf Wunsch persönlich an die Hand nehme und individuell betreue. In diesem Zusammenhang werden Ihnen verschiedene Downloads zur Verfügung stehen, Arbeitsblätter, Podcasts und Videos.

Abschließend möchte ich mich noch ganz herzlich bei Ihnen für den Kauf meines Buches und das damit entgegengebrachte Vertrauen bedanken.

Ich wünsche Ihnen für Ihr Zukunft alles erdenklich Gute, viel Freude und Energie. Vor allem aber wünsche ich Ihnen eine Diabetes-begleitende, gute Gesundheit!

Viele Grüße

Ihre Vivi

# FUßNOTENVERZEICHNIS

**Honeymoon Phase:** Eine zeitweise Remission von Krankheitssymptomen kurz nach Beginn der Insulintherapie des Typ-1-Diabetes.

**Insulinresistenz**: Der Körper kann kein Insulin mehr aufnehmen, um den Zucker zu verstoffwechseln und abzubauen. Dadurch steigt der Blutzuckerspiegel.

**BMI** = Body-Mass-Index. Auch Körpermasseindex (KMI) genannt. Es handelt sich um eine Maßzahl für die Bewertung des Körpergewichts eines Menschen in Relation zu seiner Körpergröße.

**Schnellwirkende Kohlenhydrate** gehen schnell ins Blut, weil sie weniger ballaststoffreich sind, z. B. Traubenzucker oder Fruchtsaft.

**Blutzuckernormalwerte**: Quellennachweis: https://www.foodgroove.de/blutzuckerwerte-normalwerte/

**Symptome von Typ 1 Diabetes**: Wort & Bild Verlag Konradshöhe GmbH & Co. KG, Apotheken Umschau: Diabetes Ratgeber.

**VdK Deutschland** e.V.: Beantragung des Schwerbehindertenausweises: Sozialverband.

http://www.vdk.de/deutschland/pages/themen/behinderung/24568/behinderung

Ein **Pausch(al)betrag** ist ein Mindestbetrag, der angerechnet wird, ohne Einzelbeträge z. B. durch Belege nachweisen zu müssen (Wikipedia)

**Hypos** = Kürzel für Hypoglykämien = Unterzucker

www.babyundfamilie.de. Diabetes Typ 1 in der Schwangerschaft.

FSC
www.fsc.org
MIX
Papier aus verantwortungsvollen Quellen
Paper from responsible sources
FSC® C141904

Druck:
Customized Business Services GmbH
im Auftrag der
KNV Zeitfracht GmbH
Ein Unternehmen der Zeitfracht - Gruppe
Ferdinand-Jühlke-Str. 7
99095 Erfurt